谈骨论筋
远离伤痛

脊柱健康篇

赵勇◎著

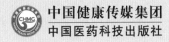

中国健康传媒集团
中国医药科技出版社

内 容 提 要

　　本书是关于脊柱健康方面的科普读物。全书用通俗易懂的语言，配以简单的动作图示，讲述了各种颈腰相关疾病的诱因、诊断方法、治疗和预防措施等方面的知识，为广大读者提出了科学有效的医学常识及脊柱养护方法。

　　本书内容科学实用，语言轻松幽默，是各类颈腰相关疾病患者的备用参考书，更是中老年、办公室职员、司机等脊柱方面疾病高危人士的贴心指南书，可供广大读者阅读、使用。

图书在版编目（CIP）数据

　　谈骨论筋　远离伤痛 . 脊柱健康篇 / 赵勇著 . — 北京：中国医药科技出版社，2023.4

　　ISBN 978-7-5214-3512-2

　　Ⅰ . ①谈… 　Ⅱ . ①赵… 　Ⅲ . ①脊柱病－防治 　Ⅳ . ① R68

　　中国版本图书馆 CIP 数据核字（2022）第 210993 号

美术编辑　　陈君杞
版式设计　　也　在

出版　**中国健康传媒集团** | 中国医药科技出版社
地址　北京市海淀区文慧园北路甲 22 号
邮编　100082
电话　发行：010-62227427　邮购：010-62236938
网址　www.cmstp.com
规格　710 × 1000 mm $^{1}/_{16}$
印张　8 $^{3}/_{4}$
字数　138 千字
版次　2023 年 4 月第 1 版
印次　2023 年 4 月第 1 次印刷
印刷　北京盛通印刷股份有限公司
经销　全国各地新华书店
书号　ISBN 978-7-5214-3512-2
定价　**48.00 元**

获取新书信息、投稿、为图书纠错，请扫码联系我们。

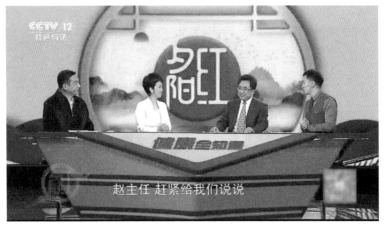

图 1　赵勇教授正在中央电视台社会与法频道（CCTV-12）《夕阳红》节目现场

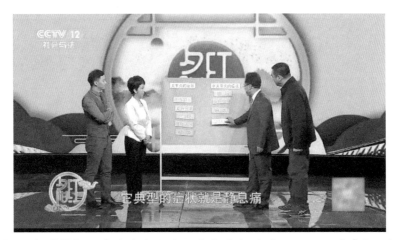

图 2　赵勇教授正在中央电视台社会与法频道（CCTV-12）《夕阳红》
节目中讲解"'老寒腿'到底是啥病？"主题相关内容

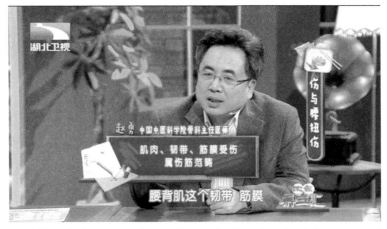

图 3　赵勇教授在湖北卫视《饮食养生汇》节目中讲解"伤与腰扭伤"主题
相关内容

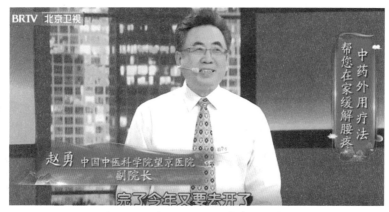

图 4　赵勇教授正在北京卫视《养生堂》节目现场

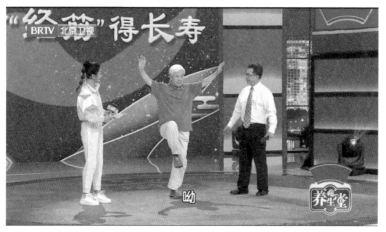

图 5　赵勇教授在北京卫视《养生堂》节目现场传授绝活帮助 85 岁老人
告别膝盖疼

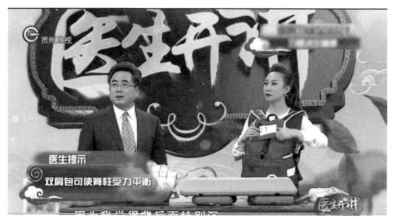

图 6　赵勇教授在贵州卫视《医生开讲》节目中讲解"你的脊椎健康吗？
习惯如何影响脊椎"主题相关内容

全民健康才有全面小康

今天的世界面临着前所未有的快速变化，同时人们又面临前所未有的身心压力。

健康越来越重要，成为人生一件大事。

健康是 1，其余是后面的零。

爱妻爱子爱家庭，不爱健康等于零。有房有车有成功，没有健康一场空。

每个人都是自己健康的第一责任人。

那么，怎样才能获得健康呢？

早在 1992 年，世界卫生组织总干事中岛宏博士就指出，当前全世界每年有 1200 万人死于冠心病。而如果采用健康生活方式，则每年可以减少 600 万人的死亡。这是因为许多人不是病于疾病，而是病于无知；不是死于疾病，而是死于愚昧。

他提出了健康的四大基石，加上建设三座桥梁，即科学结论和政府决策之间，医务人员和民众之间，健康知识和行为改变之间。如果真正做好了四大基石和三座桥梁，那么每年可以减少 50% 的冠心病患病率和 40% 的癌症死亡率。

这是一笔怎么样的数字账呢？

2000 年，我国医疗卫生总费用为 6140 亿元，2021 年约为 75000 亿元，其增加幅度相当巨大。而如果我们能大力宣传提倡健康生活、大力开展教育活动，使广大公众知晓、热爱并实践健康生活方式，那么至少可以节省 1 万亿~2 万亿元的医疗支出。

健康科普宣传

一个好的健康科普宣传要能使用百姓语言，贴近百姓生活，深入浅出，趣味盎然。使人们入耳，入脑，入心。一听就懂，一懂就用，一用就灵。

我国已全面进入中国特色社会主义新时代，人民的健康也应进入崭新的美好新时代。

这就是"二十养成好习惯，四十指标都正常。六十以前没有病，八十以前不衰老"。轻轻松松 100 岁，快快乐乐一辈子。自己少受罪，儿女少受累。节省医药费，造福全社会。何乐而不为？

健康既需要有足够的自觉意识以养成良好的行为习惯，也需要相应的健康知识来指导正确的生活方式。

社会的发展、科技的昌明，改变了延续千百年的生产生活方式，同时也极大地影响到人们的筋骨健康和身心健康。影响最大的当属电脑和智能手机。电脑的应用、机械化生产、静坐为主的学习和工作方式已经推广到社会大部分领域，如果不能保持正确的姿势学习、工作，长此以往致使以颈、肩、腰、膝为代表的慢性疾病高发。特别是智能手机的应用，在方便人们学习、工作、生活的同时更加重了这一趋势，导致患此类疾病的人越来越多。原来认为随着年龄的增长而自然发生退变性疾病，现在年轻化、低龄化趋势明显，小学生已有诊断颈椎病的案例。除去很少一部分是疾病以外，大部分其实是一种慢性的养成性代偿性疾病。要防治类似的疾病，我们就需要养成防止这类疾病发生和发展的正确的生活行为习惯。

从国家层面看、从民生角度讲，没有健康，就没有小康，社会和谐的发展就会受到影响。

从个体来讲，健康不是一切，但没有了健康一切都会打折扣——生活质量、生命质量皆是如此。

帮助公众掌握颈、肩、腰、膝为枢纽的慢性疼痛性相关知识和防治技能，减轻和克服相关症状，成为有责任心的业界同道的共同选择。

先贤谓上医治未病

赵勇博士师从于中西医结合骨折疗法创始人尚天裕教授，在繁忙的临床工作之余，致力于传播筋骨病症相关知识、方法，"授之以渔"，从事和推动健康科普事业。

《谈骨论筋　远离伤痛》是一部关于骨骼健康的科普丛书，包括关节健康篇和脊柱健康篇。作者通过常见的案例和故事，用流畅的语言介绍科学、简便、实用的方法，使医学知识如"旧时王谢堂前燕，飞入寻常百姓家"。我初读之后，便爱不释手，心中有一种"接天莲叶无穷碧，映日荷花别样红"的如见知己的愉悦感觉。相信广大读者一定能从本丛书的阅读中收获许多科学知识和健康营养。

赵博士临床水平高超，广受患者赞誉，在科普方面也多次获得殊荣，是上医理念的践行者，现适值其著作《谈骨论筋　远离伤痛》出版之际，乐为之序。希望更多的读者从书中的知识、方法受益，也希望更多的同仁加入到健康科普的事业中来，共同参与提升公众健康素养、服务健康中国这一伟大战略。

国家卫生健康委员会首席健康教育专家

洪昭光

2023 年 2 月

身心修行 从骨开始

作为骨科医生，在为患者解忧之余，我最想做的是尽可能多地给大家普及关于骨骼与健康的知识。于是，我一直在用简单的语言、普通的人物、常见的故事，记录这些年的行医经历，《谈骨论筋 远离伤痛》这一系列的《脊柱健康篇》《关节健康篇》这两本书即是我多年积累的结果。

我相信，如果多一些与医生的交流和对话，或者多读一些这方面的书籍，每个人都可以成为自己的骨科医生。但是很多患者却往往反其道而行，宁愿先将自己的身体折腾到"千疮百孔"，再去想办法找医生补救。其实，健康与疾病之间仅一步之遥，而这一步就掌控在我们自己手里。

通过这两本书的内容你可以了解自身的骨骼，保持健康。我在和大家聊养生的时候，一直强调一点：养生先养骨。唯有骨骼强健，我们才能自由自在地生活在这个世界上。

每次我在做讲座或者参加养生节目时，都会给大家出一道小测验——列举"身体健康的十大法则"，让大家从中选出 5 项自己认可的法则。

1. 杜绝不良生活习惯。
2. 定期体检。
3. 保持心脑血管健康。

4. 保持骨骼强健，远离脊椎疾病。

5. 常吃各种保健食品。

6. 常关注健康保健类信息。

7. 勤动脑。

8. 爱生活。

9. 勤锻炼。

10. 有强烈的健康意识。

多数人会选择杜绝不良生活习惯、定期体检、勤动脑、爱生活、勤锻炼和有强烈的健康意识这几项。因为大家都知道，要想成为一个健康的人，首先要有强烈的健康意识、良好的生活习惯、积极的心态以及灵活的大脑，勤锻炼，很少有人会在第一时间将自己的骨骼与生命扯上关系。

事实上，骨骼是身体之本。中医"骨肉相连，筋能束骨""骨为干、肉为墙、筋为刚、皮为坚"的理论，正说明在人体这一庞大机器中，各个精密零件之间的相互联系。骨骼以关节为枢纽，以肌肉为动力，以神经为统帅，按照人的意志去进行各种活动。一旦我们赖以活动的骨骼出现问题，生活的质量便会急剧下降，饮食起居各个方面都会受到影响。

如今，很多人年纪轻轻骨骼的健康已经出现问题，严重影响生活。可以说，我们正在进入已病泛滥的时代，我们的骨骼正在进入已病的时代。

我希望这两本书能让大家认识到养骨的重要性，对骨科疾病的防与治有所了解，最好能防患于未然，养成良好的生活习惯，远离骨科疾病。

养骨以养生，养骨以养心，养骨以正气，身体素质和意志心灵是不可分割的整体。那么，身心修行，请从养骨开始吧！

赵勇

2023 年 2 月

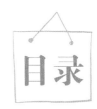

目录

第一章　健康养生，从脊椎开始

第一节　认识脊椎，它是我们的"主心骨" / 2
　　脊椎家族成员知多少 / 2
　　椎间盘——奇妙的人体减震装置 / 3
　　四个生理曲度——和谐优美的"S"形曲线 / 5

第二节　养护脊椎，让生命之树挺拔 / 6
　　脊椎强健，健康常在 / 6

第二章　颈椎病，套在脖子上的"颈"箍咒

第一节　认识颈椎，赢在健康起跑线 / 10
　　灵活的颈椎，折磨人的颈椎病 / 10
　　自我检测：你的颈椎还好吗 / 12

第二节　小心各种症状，看懂颈椎求救信号 / 15
　　信号 1　久治不愈的血压异常 / 15
　　信号 2　莫名其妙的视力障碍 / 17
　　信号 3　原因不明的心脏病症 / 18
　　信号 4　反复发作的耳鼻喉病 / 19

信号 5　有苦难言的乳房疼痛　/ 20

第三节　不一样的类型，不一样的原因　/ 22

类型 1　颈部僵硬肩背痛——颈型颈椎病　/ 22

类型 2　头重脚轻根底浅——脊髓型颈椎病　/ 23

类型 3　手臂麻痛像过电——神经根型颈椎病　/ 24

类型 4　头痛眩晕易猝倒——椎动脉型颈椎病　/ 25

类型 5　症状繁杂体征少——交感神经型颈椎病　/ 26

类型 6　各类兼并大杂烩——混合型颈椎病　/ 28

第三章　腰椎病，一千个伤心的理由

第一节　腰椎间盘突出症　/ 30

自我检测：你的腰椎间盘还好吗　/ 30

老伤寒，引发腰痛"三大杀手"　/ 31

腰椎间盘突出最青睐这四种人　/ 33

第二节　腰椎管狭窄症　/ 34

腰椎管是什么　/ 34

腰椎管狭窄缘何而来　/ 35

出现间歇性跛行需警惕　/ 35

第三节　腰椎滑脱　/ 38

腰椎滑脱有真亦有假　/ 38

真性滑脱很可能与遗传有关　/ 39

腰椎滑脱最爱光顾哪些人　/ 40

第四节　腰肌劳损　/ 41

急性腰扭伤≠腰肌劳损　/ 41

腰肌劳损"五大元凶"　/ 42

第五节　坐骨神经痛　/ 44

揭开坐骨神经的面纱　/ 44

直腿抬高试验——判断坐骨神经痛　/ 45

祸起萧墙——都是梨状肌惹的祸　/ 46

认清病因，辨证施治　/ 46

第四章　颈腰保卫全攻略

健康 1 问　哪种坐姿最健康？　/ 50

选对坐姿很重要　/ 50

坐姿正确也不能久坐不动　/ 51

选择合适的座椅　/ 51

健康 2 问　什么是正确的站姿？　/ 53

严于律己，时刻保持正确的站姿　/ 53

健康 3 问　你的走姿正确吗？　/ 54

驼背或挺着肚子走路的人容易腰痛　/ 54

健康 4 问　怎么睡才能"高枕无忧"？　/ 55

选对枕头才能"高枕无忧"　/ 55

柔软的床易导致颈腰疼痛　/ 56

弓身侧睡最理想　/ 57

健康 5 问　躺着看电视也有隐患？　/ 58

看电视需警惕，小心颈腰疼痛来敲门　/ 58

"葛优躺"玩手机最不可取　/ 59

这样看电视较合适　/ 59

健康 6 问　怎样搬东西不会闪到腰？　/ 60

搬东西也是一门学问　/ 60

少用单手提拿物品 / 61

健康 7 问　肥胖也会引发颈腰疾病？　/ 62

腰椎健康需减肥 / 62

健康 8 问　高跟鞋是好是坏？　/ 63

高跟鞋：时尚背后的隐忧 / 63

健康 9 问　单肩包也会招来颈椎病？　/ 65

警惕"挎包型颈椎病" / 65

正确的背包方法 / 65

健康 10 问　干家务活也会导致腰痛？　/ 67

做饭、扫地、晾衣服，调整高度变轻松 / 67

健康 11 问　上班族如何远离颈腰疾病？　/ 69

低头办公当心颈椎病 / 69

趴着午睡当心脊椎变形 / 70

伸伸懒腰：小动作有大健康 / 71

健康 12 问　长时间开车如何避免腰痛？　/ 72

开车坐姿是关键 / 72

适当活动，缓解腰部疲劳 / 73

第五章　正确治疗，告别颈腰疾病

第一节　颈椎病保守治疗：选对了，最关键 / 76

围领、颈托——颈椎病康复的法宝 / 76

推拿按摩——最常用的保守治疗 / 77

颈椎牵引 / 80

热敷疗法 / 81

艾灸治疗有讲究　 / 83

拔罐疗法不可忽视　 / 84

康复药枕做辅助　 / 86

中医治疗颈椎病　 / 87

第二节　腰椎病保守治疗：慢慢来，才更快　 / 88

休息疗法　 / 89

骨盆牵引疗法　 / 89

推拿疗法　 / 90

腰围辅助疗法　 / 91

腰下垫枕妙处多　 / 91

第三节　颈腰病手术治疗：开窗减压，融合固定　 / 93

颈椎病手术疗法　 / 93

腰椎病手术疗法　 / 94

第六章　坚持运动锻炼，远离颈腰病困扰

第一节　实用颈椎操，摆脱颈椎病　 / 98

体操 1　清晨起床的颈椎操　 / 98

体操 2　广场舞中的颈椎操　 / 100

体操 3　办公室里的颈椎操　 / 101

第二节　实用腰椎操，告别腰椎病　 / 104

体操 1　床上腰椎操　 / 104

体操 2　直立腰椎操　 / 106

体操 3　"小燕飞"腰椎操　 / 108

体操 4　拱桥式腰椎操　 / 108

体操 5　腰椎加固操　 / 109

第三节　合理运动，颈腰更健康　/111

　　　　放风筝　/111

　　　　打羽毛球　/112

　　　　游泳　/113

　　　　骑山地车　/114

　　　　打太极拳　/115

　　　　倒步走　/116

附　录　养颈护腰食疗方　/117

写在后面的话　/121

第一章
健康养生，
从脊椎开始

脊椎是人体的中轴，被称为"人体的第二生命线"。

它是人体的控制中心和运动中心，具有支撑躯干、联通四肢、保护内脏、传输神经等功能。

脊椎作为生命中枢，关乎人类的健康和寿命，而大多数人很少关心自己的脊椎健康。

因此，健康养生，从脊椎开始。

认识脊椎，它是
我们的"主心骨"

在人体所有的骨骼中，脊椎是"主心骨"。人体如同一棵树，脊椎是树的主干，头颅和四肢都是主干生发出去的枝叶。主干和枝叶相互影响，不可或缺，共同构筑大树的整体。我们的头自胚胎时期就和脊椎连为一体，共同生长，如果脊椎这根主干歪了，头部也会受到创伤；当手足和四肢出现问题的时候，脊椎也会受到牵连。

同样，颈椎、胸椎和腰椎的任何节段出现问题，都会破坏脊椎整体乃至全身的健康。如果某一节颈椎错位或者某一节腰椎间盘突出，都将压迫通往全身各处的脊神经，由此造成全身各个脏器的功能失调，引起各种疾病，严重者会导致高位截瘫。

脊椎家族成员知多少

脊椎是身体的支柱，位于背部正中线上，由一节节的脊椎骨串接而成。具体而言，成年人有 7 块颈椎骨、12 块胸椎骨、5 块腰椎骨、1 块骶椎、1 块尾椎。这根支柱上端承托颅骨，是支持头部及形成人体姿态的主

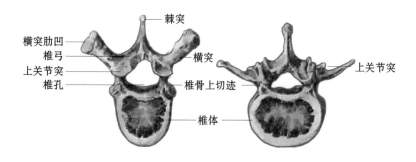

棘突
横突肋凹
椎弓
上关节突
椎孔
横突
椎骨上切迹
上关节突
椎体

要支架；中附肋骨，下联髋骨，构成胸廓、腹腔和盆腔的后壁，同时，它还是联系人体上下部的桥梁。

脊椎骨并非排列整齐的平滑圆柱体，每一块椎骨的解剖结构大同小异，都由椎体、椎弓、关节突、横突及棘突等组成。它们就像异形的积木一样，通过各种表面突起与凹陷，形成关节，并由坚韧而富有弹性的椎间盘连接，这可以增加脊椎的稳定性。

韧带也是脊椎的组成部分，它可以辅助椎间盘将脊椎骨连接在一起。而椎间盘是缓冲脊椎压力的"海绵垫"，它可以根据外界压力的大小改变自身的位置和形状。

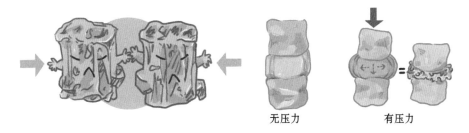

无压力　　　　　　有压力

此外，脊椎还是脊髓的通道，脊髓是中枢神经系统的重要组成部分。人体有 31 对脊神经穿过椎间孔贯穿全身，调节支配人体的正常生理活动。大脑发出的所有指令必须通过脊神经才能传送到全身各个部位，如果传送通道出了问题，人体各组织器官的功能都将受到影响。

椎间盘——奇妙的人体减震装置

当汽车行驶时，路面的凹凸不平会使车体颠簸震荡。而汽车轮胎可以缓冲这种撞击震荡，这是因为汽车轮胎是充气轮胎，由富有弹性的橡胶制成。这些构造能够吸收和减轻汽车在行驶时的震动和冲击力，有效防止汽车零部件受到剧烈震动而损坏。人体结构中也有一套类似的缓冲装置，如椎间盘、脊柱的 S 形变化、足部的纵弓和横弓等，这些都可以防止人体在运动过程中受到伤害。

🌏 什么是椎间盘

椎间盘是由髓核、纤维环和软骨板三部分组成的弹性软垫，夹在脊椎的两个椎体中间，起到连接两个椎体、负重和缓冲震荡的作用。

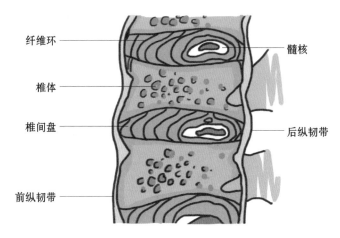

纤维环
髓核
椎体
椎间盘
后纵韧带
前纵韧带

由于椎间盘既具备相当的载重负荷能力，又拥有相对灵活的三维运动空间，可以减少人体承担的冲击性负载。所以，当躯体做跑跳运动时，椎间盘就会缓冲从脚部传到大脑的震荡力，从而保护人体免于受伤。

随着年龄的增长，椎间盘会逐渐老化，发生退行性改变，人体很容易出现椎间盘突出症，尤以腰椎间盘突出症最为常见。其主要原因是髓核水分变小，纤维环破裂，导致髓核突入椎管或椎间孔，压迫脊髓或脊神经，进而出现腰腿痛等症状。

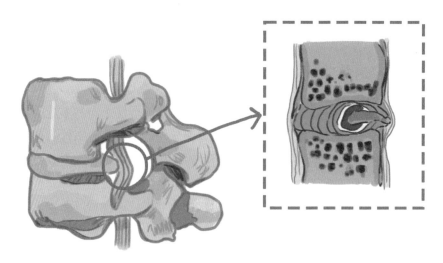

四个生理曲度——和谐优美的"S"形曲线

🦴 脊椎是直的还是弯的

可能有人会说："如果脊椎是弯的，那不就是驼背吗？所以它一定是直的。"

其实，从不同的角度看，脊椎呈现的形状是不同的。

"横看成岭侧成峰，远近高低各不同。"从前后方向看，脊椎呈"I"形，如同一条直线，就是我们日常说的笔直的脊椎。而从侧面看，就会发现脊椎呈"S"形，它有4个"弯曲"弧度，医学上称之为脊椎的生理曲度。它们分别是颈曲、胸曲、腰曲和骶曲。其中，颈曲和腰曲前凸，胸曲和骶曲后凸。

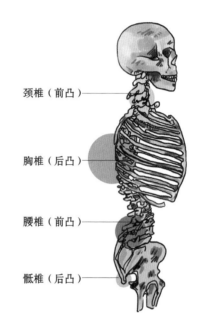

颈椎（前凸）

胸椎（后凸）

腰椎（前凸）

骶椎（后凸）

脊椎的生理曲度不是生来就有的，而是后天逐步形成的。其中，胸曲和骶曲是婴儿出生后就有的，而颈曲和腰曲是在幼儿能够抬头、站立和行走时才逐渐形成的。

说到这里，大家或许会问："所有脊椎动物的脊椎都有生理曲度吗？"答案是否定的。脊椎的4个生理弯曲是人类特有的，它适应了人类直立行走的需要。这种曲度的存在使得脊椎如同一个巨大的弹簧，强化了脊椎的弹性作用。同时，生理曲度还扩大了躯干重心基底的面积，加强了直立姿势的稳定性。

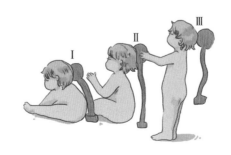

养护脊椎，让生命
之树挺拔

脊椎是人体躯干的中轴，是协调人体各种活动的枢纽和负责人体通讯的总干线。同时，脊椎也是人体事故的多发地带。特别是作为脊椎重要构件的椎间盘，随着年龄的增长会逐渐退变，这将直接导致脊椎失衡。

一旦脊椎失衡，不仅颈、肩、胸、腰、腿会出现不适，还可能导致机体其他部位的多种不适与疾病。

脊椎强健，健康常在

说到脊椎，一般就会想到颈椎病、腰椎间盘突出等一般性的脊椎问题。实际上脊椎作为人体的支柱，神经的中枢，关联到全身的健康。

首先，脊椎是人体躯干的支柱，它不仅能支撑头颅，与肋骨、胸骨和髋骨分别构成胸腔、腹腔、盆腔，并保护着其中的脏器，也是上、下肢的支撑者。当人体做跑跳等运动时，脊椎的生理曲度及椎间盘组织能缓冲震荡，加强姿势的稳定性。

其次，脊椎还能起到保持身体平衡的作用。它能减少椎旁肌肉的工作量，消除肌肉疲劳和背部疼痛，维持身体的重力平衡。

再者，脊椎还具有灵活的运动功能。正常的脊椎可以做屈曲、伸展、左右侧屈及左右旋转等运动，而在日常生活中，这些运动往往是复合性的。例如，弯腰从地面上捡起一支铅笔的动作就是屈曲、侧弯和旋转运动的组合。

而人之所以能够自由活动，主要依靠身体内各个器官、组织的分工与协调工作。无论任何器官出现问题，其他器官都会受到影响，进而影响到整个人体功能的正常运转。

但为什么说脊椎出问题会影响人的健康，甚至威胁人的生命呢？

这是因为脊椎结构中充满了与身体各个器官紧密相连的神经。这样，脊椎就像控制所有身体器官的服务器，时刻按照大脑的指令协调人体内的各个器官和组织，从而命令五脏六腑有条不紊地配合工作。

因此，看似无所谓的脊椎可以执掌身体的健康。如果脊椎老化，就会出现骨质疏松症、椎体压缩性骨折、椎间盘退行性改变及椎管狭窄、腰椎间盘突出和腰椎滑脱等一系列病症。

而脊椎错缝更可谓人类健康的隐形杀手。大量临床科学研究证实：80%以上的慢性疾病都与脊椎椎间关节错缝、脊神经被压迫有关。一块椎体错缝就可能会导致一段脊椎生理曲度改变，一段脊椎生理曲度改变就可能导致整个脊椎的变形，引起身体的多种不适和疾病。

不仅如此，脊椎错缝对一个人的心理健康也可能产生较大的负面影响。如驼背、是非腿、高低肩、脊柱侧弯、皮肤暗黄、胸部平整等问题都会影响个人形象，损害个人的自尊心和自信心，甚至还有可能会影响到学习、就业、爱情和婚姻等。

所以说，脊椎异常，则后患无穷。如果脊椎错位没有矫正，则与脊椎相关的疾病就不能得到有效治疗，这样不仅会耽搁疾病治疗的最佳时机，影响身体的康复，还会浪费时间、金钱和精力。

传统中医"顺应四时""天人合一"的养生观念，将"治未病"作为首要原则。因此，我们在日常的生活、工作、运动等各个环节之中，都应注意举止和姿势的正确，尽量避免意外损伤导致错缝情况的发生。

同时，希望大家尽快意识到脊椎错缝的严重性，时常关心自己的脊椎健康，发现问题及时治疗，不要让脊椎问题影响自己的幸福人生。

第二章
颈椎病，套在脖子上的『颈』箍咒

如今，随处可见低头玩手机的"低头族"。长期低头会使颈部肌肉过度拉长，引起僵硬和疼痛，甚至导致各种颈椎疾病，如颈椎间盘突出、颈部肌筋膜炎、颈性头痛等。

据调查，颈椎病不再是中老年的专利，患上颈椎病的年轻上班族越来越多。你离颈椎病有多远？

认识颈椎，赢在健康起跑线

你的脖子、肩膀经常僵硬、疼痛吗？

你是否常常感到眩晕头痛、失眠焦虑，甚至胳膊疼痛、手指麻木、走路发飘、两眼干涩……

如果你有上述症状，那么你很可能已经患上了颈椎病。

灵活的颈椎，折磨人的颈椎病

颈椎在哪里？什么原因会导致颈椎病？

带着这些问题，我们一起来了解有关颈椎和颈椎病的常识。

🩸 颈椎在哪里

颈椎，就是人们常说的"脖子"或"脖颈"，在头部以下、胸椎以上的位置。大家可以用手在脖子后上方摸到一个很大的凸起，这是第 7 颈椎的棘突，从这里向上再数 6 节骨骼，都属于颈椎。

颈椎是脊椎中最灵活的一部分，它由 7 块颈椎骨、6 个椎间盘（第 1 颈椎和第 2 颈椎之间没有椎间盘）和附属韧带构成，是

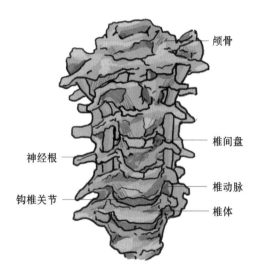

颅骨

椎间盘

神经根

椎动脉

钩椎关节

椎体

脊椎椎骨中体积最小，但灵活性最大、活动频率最高的节段。

每块颈椎骨都由椎体和椎弓两部分组成。椎体是呈椭圆形的柱状体，与椎体相连的是椎弓，两者环绕形成椎孔。所有的椎孔相连就构成了椎管，椎管里面是脊髓。在颈椎中还有一条"秘密小道"——为大脑提供血液供应和营养的椎动脉。

颈椎向上支撑头颅，向下连接后背腰腹，具有非常重要的作用。颈椎的主要功能有以下三种。

1 支撑功能

第1颈椎与头颅的枕骨相连接，与下面几节颈椎一起，撑着头部和后背。

2 保护功能

颈椎是人体脊髓、神经、动脉、静脉的主要通道，它不仅掌握着人体的脉络筋骨，还会直接影响五脏六腑的正常功能。

3 运动功能

第1颈椎和第2颈椎是颈部活动的枢纽，可以帮助颈部屈伸和旋转，完成点头、摇头、仰头、低头等动作。

从中医的角度看，颈椎位于人体督脉的位置。督脉也叫阳脉之海，它在循行过程中与脊髓、大脑、诸阳经相连，是阳经经脉的总纲。颈椎不好势必影响到全身经脉的畅通。

🔘 什么是颈椎病

颈椎病也叫颈椎综合征，是临床中的常见病和多发病，它是一种以颈椎退行性病理改变为基础，导致邻近组织发生病变的疾患。

如果颈椎长期劳损、骨质增生或椎间盘突出、韧带增厚，就会压迫颈椎中的脊髓、神经根或椎动脉，出现一系列临床综合征。常见的病理改变有椎节失稳、松动、髓核突出或脱出、骨刺形成、韧带肥厚、继发性的椎管狭窄等。

颈椎病会带来一系列危害，例如，血压不稳定、心脑血管病、慢性五官科疾病、头痛、眩晕、耳鸣、视力下降、记忆力差、反应迟钝等，甚至会造成高位截瘫。

自我检测：你的颈椎还好吗

　　下面是一份颈椎病自测题，大家可以自我检查是否已经患有颈椎病（符合其中一两条者，说明可能患了颈椎病，但还需做进一步检查）。

1 单纯性颈部不适，颈部放在任何位置都有一种不舒服的感觉（可能为颈型颈椎病）。

2 不明原因的上肢麻木，尤其是指尖明显麻木（可能为神经根型颈椎病）。

3 手指有放射性疼痛（可能为神经根型颈椎病）。

4 身上有束带感，就好像身上被布带缠绕一样（可能为脊髓型颈椎病）。

5 走路时突然跪下，或是行走时腿部有"打飘"的感觉（可能为脊髓型颈椎病）。

6 手中持物突然落下（可能为脊髓型颈椎病）。

7 心电图正常的"心脏病"、内科检查不出异常的"胃病"（可能为交感神经型颈椎病）。

8 伴有颈痛的吞咽困难（可能为交感神经型颈椎病）。

　　与前面不同，具有以下症状中的一条，说明你已经是颈椎病患者了。

1 后颈部疼痛，用手向上牵引头颈可减轻，而向下加压则加重（大多为颈型颈椎病）。

2 颈部疼痛的同时，伴有上肢（包括手部）放射性疼痛或（与）麻木（大多为神经根型颈椎病）。

3 颈部疼痛的同时，伴有走路不稳，像踩棉花一样，上肢或（与）下肢肌力减弱（大多为脊髓型颈椎病或合并颈椎椎管狭窄症）。

4

闭眼时，向左右方向旋转头颈，引发偏头痛或眩晕（大多为椎动脉颈椎病）。

5

低头时，突然引发全身麻木或有"过电"样感觉（大多为脊髓型颈椎病）。

针对 1000 名普通居民进行了如上调查。结果表明，高达 60% 以上的测试者都至少具备其中 1 条症状。也就是说，至少有 60% 的测试者可能或者已经患上了颈椎病。

医疗检查仪器知多少

X 线检查

X 线检查作为临床辅助诊断方法之一，具有费用低、投照量小等优点，适合大多数患者做常规检查。

临床上常用的 X 线检查方法有透视和摄片两种。透视较经济、方便，并可随意变动受检部位，做多方面的观察，但不能留下客观的记录，影像也不是很清晰，不易分辨细节。摄片能使受检部位结构清晰地显示于 X 线片上，且可以作为客观记录长期保存，以备后用。而选择何种 X 线检查方法，则需要根据具体情况而定。

CT 检查

CT 是电子计算机 X 线断层扫描技术的简称，是一种病情探测仪器。CT 投入到临床以后，对软组织及实质性器官的显示能力明显优于普通 X 线检查。

CT 检查主要适用于颅脑部、五官及颈部、胸部、腹部、骨关节以及脊柱部分的检查，以其高分辨率、高灵敏度、多层次等优越性，发挥了有别于传统 X 线检查的巨大作用。

核磁共振检查

核磁共振成像，也称磁共振成像（简称 MRI），顾名思义就是将核磁共振原理用于人体内部结构的成像，在骨科主要用于发现椎间盘病变、脊髓病变等。

核磁共振检查与 X 线、CT 检查的最大区别就在于检查过程中没有 X 线辐射，对机体的损害很小。它可以对人体各部位多角度、多平面成像，能更客观、更具体地显示人体内的解剖组织及其相邻关系，极大提高医生的诊断效率。但是，磁共振检查也有缺点，比如费用相对较高、对骨组织的显像精确度不如 CT 等。

小心各种症状，看懂颈椎求救信号

当脖子酸痛、胳膊麻木时，大家很容易想到颈椎病，而当出现血压异常、视力障碍、吞咽困难、打嗝嗳气、乳房疼痛等症状时，你会想到罪魁祸首是颈椎病吗？

临床上确实有一部分患者，高血压吃降压药没有效果，心绞痛查心电图却没有异常，视力障碍到眼科也查不出病因，还有不能解释的吞咽困难，顽固性的乳房疼痛等，这些症状看上去与颈椎病"风马牛不相及"，但却极有可能是颈椎病引起的。

因此，我们要看懂身体发出的求救信号，呵护自身的颈椎健康。

信号 1　久治不愈的血压异常

血压异常是老年人的常见病。临床发现，约有 30% 的血压异常与颈椎病有关，称为"颈性血压异常"。

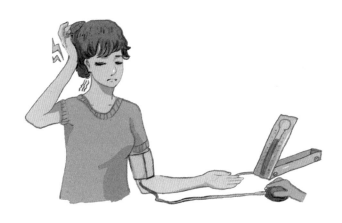

颈性血压异常是由颈椎病引起的一种血压升高或降低的病症。此病早期会出现血压不稳定的状况，中后期血压持续升高或降低，以血压升高较为常见。

颈椎病为什么会引起血压异常呢？

相关研究发现，这可能与颈椎病导致的椎 - 基底动脉供血不足和颈部交感神经受刺激而引起的功能紊乱有关。具体来说，颈性血压异常可能与下面三个因素有关。

1 供血不足，血运不畅

颈椎骨质增生、颈椎小关节位置异常等，会压迫椎动脉，引发椎动脉痉挛，从而导致椎－基底动脉供血不足，引起血压异常。

2 神经性刺激

颈椎小关节错位或增生的骨赘会直接压迫并刺激椎动脉、交感神经、神经根，引起血压异常。

3 神经体液调节失常

由于颈部肌肉痉挛僵硬，使血管神经等软组织受到牵引或挤压，造成交感神经功能紊乱和血管痉挛，继发性导致神经体液改变，最后引起血压异常。

如何辨别颈性血压异常呢？

对于长期血压异常、服用心血管药物疗效不佳、无高血压家族史、症状发作类似颈椎病特点的患者，不妨先拍摄颈椎 X 线片或颈椎 CT 片，来辨别是否患有颈性血压异常。也可以根据以下几条症状来判断颈性血压异常。

1

有头痛头晕、视力模糊、颈肩背部僵硬疼痛、胳膊无力、手指麻木、恶心呕吐、心悸心烦、失眠焦虑等症状。

2

血压的升高、降低与颈椎疾病发作症状同步。当患者出现颈后部疼痛、头痛、头晕等颈椎病症状时，血压会升高；当头颈部症状缓解后，血压亦随之下降。

3

相当长时间内会出现血压异常情况。

4

服用治疗血压异常的药物无效。

5

按颈椎病治疗有效。

长期服用高血压药物而疗效欠佳者，不妨检查一下颈椎是否出现了问题，以便及时对症施治。

信号 2 莫名其妙的视力障碍

许多患者在颈椎患病早期，经常会莫名其妙地出现视力障碍。患者如果到眼科就诊，诊断结果通常五花八门，有的说是"老花眼"，还有的说是"眼底病"。然而，这些问题或许并不是眼部结构病变引起的，很可能与颈椎病有关。

调查显示，颈椎病不仅能引起常见的视力模糊、视力下降、眼睛疼痛、眼睑疲劳、睁眼无力、怕光流泪、眼冒金星等疾病，严重的还会造成双目失明。这些由颈椎病引起的视力障碍，医学上称为"颈性视力障碍"。研究人员对这种颈性视力障碍进行了专门的观察分析，归纳出以下特点。

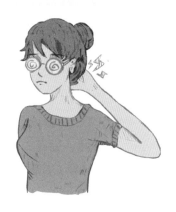

1

眼部症状与头颈部姿势改变有关：头部处于某一特殊姿势时，症状减轻；转换姿势时，症状加重。

2

大多数患者有颈椎病病史，眼部症状和颈椎病症状同时发生或相继出现，与颈椎病的病情变化关系密切。

3

眼科检查常常查不出明显的病因，按颈椎病治疗则视力改善。

颈椎病影响视力的原因，可能与颈椎病变造成的植物神经功能紊乱和椎-基底动脉供血不足有关。颈椎椎间盘突出后，可能会压迫椎动脉神经系统，引起视神经水肿变性。这种病症与年龄没有关系，与颈椎病的严重程度有关。对于这种病，通过输液脱水、营养视神经和独特的手法复位，症状一般在 1 周时间内就会得到明显缓解。

信号 3　原因不明的心脏病症

我的邻居张大妈最近经常心慌气短，心前区、颈肩、肩胛部总是隐隐作痛。这些看似冠心病的心绞痛症状，令张大妈和她的儿子们惴惴不安。奇怪的是，张大妈到几家医院的心血管内科做检查都没有发现问题，口服硝酸甘油也没有效果。她的儿子来找我，希望能帮帮张大妈。检查了张大妈的颈椎后，我建议她拍张颈椎 X 线片。结果不出所料——病在心脏，根在颈椎。

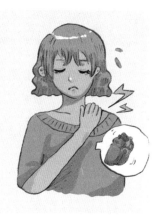

为什么说"病在心脏，根在颈椎"？

早在 20 世纪 20 年代，医学专家就认识到了颈椎病变与心脏病症的关系。例如，1927 年，有专家认识到颈神经受压会引起类似心绞痛的心前区疼痛。1934 年，也有 3 例"假性心绞痛"的报道，认为颈椎紊乱可以影响到运动神经胸段支配区。1977 年，一位美国医生指出，当颈椎遭受外伤或发生退行性变化时，会表现出心脏病症状，但心电图检测无异常，这是支配横膈及心包的颈 4 神经根受刺激所致。

医学上，由颈椎病引起的心绞痛、心律失常分别叫作"颈性心绞痛"与"颈性心律失常"。研究发现，这类病症通过手法整脊治疗可以取得良好的效果。如何判断患有"颈性心绞痛"？可参考以下症状进行判断。

1
有心前区疼痛和典型的颈椎病症状、体征。

2
压迫颈椎旁压痛区可以诱发心绞痛等症状出现。

3
X 线片及 CT、核磁共振检查证实有颈椎病表现。

4
服用治疗心绞痛的药物无效。

5
改变头部的位置或姿势，症状减轻，变换位置或姿势，症状加重。

6
按颈椎病治疗有效。

当出现类似心绞痛的症状，到底应该按照颈椎病治疗还是服用冠心病药物？建议是：及时辨别，就医确诊，对症处理。

信号 4　反复发作的耳鼻喉病

颈椎病除了引发血压异常、视力障碍、心脏病症，还可能导致耳鼻喉病。

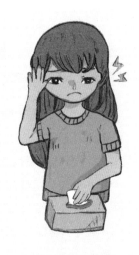

有一天，孩子放学回家说，班主任齐老师今天嗓子哑了没能上课，这学期都已经哑了好几次了。出于职业习惯，我晚上给齐老师打电话了解情况，齐老师说她的病有好几年了，每次都是咽喉痛，喉咙里就像有东西堵着一样，也到医院看过，医生说是"慢性咽炎"，吃了药只能暂时缓解病症，停药后还是会反复发作。当然，齐老师知道我是骨科医生，又附带讲了最近有脖子僵硬、胳膊麻痛的症状。我告诉她最好到我的门诊检查一下。

齐老师如约来到门诊，临床检查后又拍了 X 线片，结果显示颈椎曲度消失，颈 4、5 椎间隙变窄，出现椎体前缘骨质增生等。后来，齐老师在我的指导下，连续做了一段时间颈椎牵引，配合手法整脊治疗，她的颈肩部和咽部症状都明显好转了。

齐老师的病例说明，颈椎病还会影响耳鼻喉等器官。这部分患者通常伴有耳鸣、听力减退、鼻干、咽喉痛、吞咽困难、声音嘶哑等病症。这些患者先后按慢性咽炎、慢性鼻炎、神经性耳鸣、神经性耳聋、过敏性鼻炎等病症进行治疗，均告失败，最后经过多方面检查，被确诊为颈椎病。

有关颈椎病引起耳鼻喉症状的原因，给出以下几点总结，供大家参考。

1

椎间盘突出或椎体骨刺直接压迫或刺激椎动脉引起反射性椎动脉痉挛，导致椎动脉供血不足，出现耳鸣、听力减退等症状。

2

椎体前缘骨刺形成，小骨刺一般不引起症状，而较大骨刺或敏感度高的患者，常常引起吞咽痛、咽部异物感、声音嘶哑等症状。

3

颈椎病变引起颈部肌肉张力的改变，使脊神经根、脊膜上的交感神经受到刺激而出现耳鼻喉症状。

信号 5 有苦难言的乳房疼痛

在讨论这个问题之前，先来做个小测验。

请你向左侧转动头部，然后将头部慢慢放低至 45 度，这时你的脖颈肩部是否感到异常酸痛？

假如你有上述症状，就要小心了，因为你可能已经患上了由颈椎病引起的"胸廓出口综合征"。

很多女性都有乳房疼痛的经历，但很少有人把它当回事儿。研究发现，颈椎病变、胸廓出口综合征等，都有可能引起乳房疼痛或胸大肌疼痛，疼痛的程度和时间往往与颈部的位置有关。医学上将这种由颈椎病引起的乳房疼痛称为"颈性乳房胀痛"。其主要原因是睡眠体位不正、长期劳损或外力牵拉损伤导致的颈椎退行性病变，压迫和刺激颈神经根，导致附近的软组织痉挛、水肿、变性而诱发乳房慢性疼痛。

那么，如何辨别颈性乳房胀痛与普通的乳房疼痛呢？

颈性乳房胀痛一般为单侧乳房间断性隐痛或者阵发性刺痛，疼痛的程度和时间往往与颈部的位置有关，并与其他颈神经根症状成正比。有些中老年女性除乳房疼痛，还会出现颈、枕、肩臂部疼痛等症状；X 线片上常有椎间关节退行性病变的征象，如骨刺、椎间隙狭窄等；心电图、胸部 X 线片及乳房检查均没有异常发现。

造成乳房疼痛的原因有很多种，大致可分为生理性乳房疼痛与病理性乳房疼痛两种类型。

生理性乳房疼痛，如当月经来潮前因雌激素水平增高，乳腺增生而引起乳房胀痛和压痛；女性怀孕期间因乳腺充血而致乳房敏感，常会引起乳房胀痛；产后涨奶及乳腺导管不畅，会导致乳房胀痛；更年期女性以及年轻女性人工流产后因雌激素水平下降，也会引起乳房局部的疼痛、肿块等。

对这些情况下的乳房疼痛，不必过于紧张。但是，若是由颈椎病等引起的病理性疼痛就要给予足够的重视，及时就医。

所以，在此提醒广大女性，如果您经常感到乳房疼痛，而乳房检查又没有异常发现，不妨查一查颈椎。

不一样的类型，
不一样的原因

颈椎病是我们最熟悉的"陌生人"。说"熟悉"，是因为大家都知道颈椎病，虽不能了如指掌，也一知半解；说"陌生"，是因为它没能引起足够的注意和重视，容易在诊断和治疗上走入误区。

根据受损组织和部位的不同，颈椎病可分为以下几种。

类型 1　颈部僵硬肩背痛——颈型颈椎病

颈型颈椎病是颈椎病中最常见、易诊断且病情较轻的一种类型。接下来，以小刘为例，为大家讲解颈型颈椎病。

小刘是一位典型的贤妻良母，平时除了工作和做家务外，还经常绣十字绣、织毛衣。最近，小刘经常感到颈部、肩部特别疼痛，她想，自己这么年轻不会得了什么重病吧？于是就到门诊检查。

医生了解情况后告诉小刘，她这种情况属于典型的颈型颈椎病，因为绣十字绣和织毛衣会使颈部长时间保持单一姿势，导致颈部肌肉持续处于紧张状态，而紧绷的肌肉又会压迫肌肉中的血管，导致血管中的血流变小、变慢，日积月累，肌肉劳损，出现颈肩疼痛等症状。

医生建议小刘长时间低头干活时注意起身活动，可以做一些缓解颈部肌肉紧张的颈椎操。

颈型颈椎病多发于30~40岁长期伏案的职员、屈颈弓背的电脑族、强化训练的运动员等，有人把它称为局部型颈椎病，是因为其症状和体征大多局限于颈部。其症状主要有：头颈部、肩背部疼痛，肌肉紧张、痉挛，按压时会有明显疼痛；还表现为颈部活动受限，转颈时躯干也必须同时转动，也可能会出现头晕等症状；急性期过后经常感到颈肩部和上背部酸痛。

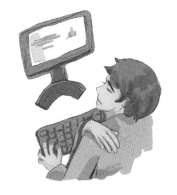

颈型颈椎病的症状看似是不起眼的小毛病，很多人并不在意。事实上，它是颈椎病的最初阶段，也是治疗的最佳时期，只需进行保守治疗，大多数患者可以恢复健康。

类型 2　头重脚轻根底浅——脊髓型颈椎病

在颈椎病的各种类型中，脊髓型颈椎病所占的比例虽然不高，但对人体的影响比较大，应了解其早期症状，提早防范。这里以患者老周为例，帮助大家认识这种颈椎病。

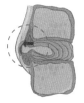

老周最近十分纳闷，才退休一年，两条腿就像灌了铅一样沉重，走起路来摇摇晃晃。家里人催着他赶快去医院做一下正规检查。检查结果出来后，医生指着磁共振的片子告诉他，突出的髓核压迫脊髓变形，这是典型的脊髓型颈椎病。

医生进一步向老周解释道，人的年纪大了，颈椎间盘就会发生退变，纤维环和韧带也会变得松弛，这时，椎间盘髓核膨出或疝出会直接压迫脊髓腹侧组织，重者还会导致脊髓的变性、坏死，脊髓功能丧失，进而出现一系列以肢体功能障碍为特点的症候群，比如走路不稳，下肢无力等。

脊髓型颈椎病的主要症状有：常感觉脖子发硬，头后仰时全身麻木，两腿发软。患病初期先出现下肢症状，表现为单侧或双侧下肢末梢麻木、冷凉、疼痛，随之逐渐向近心端发展，并出现走路不稳、步态笨拙发飘、下肢无力等症状。患病初期常间歇性发作，劳累、行走过久等都会使症状加剧。

脊髓型颈椎病上肢的症状通常晚于下肢症状出现。在患病早期，患者拿东西时容易掉落，系衣服纽扣困难；少数患者皮肤发木，有束带感；重则出现尿频尿急、大便无力等症状，甚至瘫痪。

脊髓型颈椎病的危害较大，轻则影响日常生活、工作，重则造成瘫痪及大小便、性功能障碍。由于它起病缓慢，特别在患病初期，症状不典型，容易被人们忽视。很多人一开始判断不清病情，有的按腰痛治，有的按脑血管病治，结果错过了最佳的治疗时期。所以，当你出现了类似脊髓型颈椎病的症状，要尽早就诊，以免耽误治疗。

类型 3　手臂麻痛像过电——神经根型颈椎病

先举两个身边的例子，帮助大家认识这种类型的脊椎病。

> 邻居老李是个工程师，最近忙于工作，连续奋战在电脑前加班。几天下来，他的脖子动不了了，左胳膊和手出现过电般疼痛；楼上的张阿姨和老李的情况差不多，前一段时间因脖子、肩膀受凉，出现胳膊痛、手指麻木等症状。他们到医院拍片检查，医生将其病情确诊为神经根型颈椎病。

神经根型颈椎病是中老年人的多发病。对于老李和张阿姨来说，劳累、受寒只是诱因，主要是因为随着年龄的增长，他们的颈椎间盘发生了退行性改变，才会出现颈部疼痛、上肢无力、运动受限等症状。

神经根型颈椎病是最常见的一种颈椎病，占颈椎病患者的半数以上。

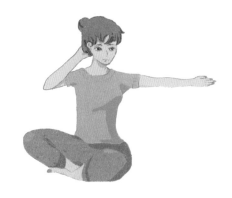

其主要症状是：颈肩部疼痛，伴有针刺或过电样串痛，严重者为阵发性剧痛；颈部后仰或咳嗽、打喷嚏时疼痛加剧；上肢有发沉、酸软无力、握力减退或持物容易掉落的现象。一般来说，其症状在晨起和晚睡时症状较为严重，通常时好时坏，反复发作。

神经根型颈椎病诱发因素很多。髓核的突出或脱出、后方小关节的骨质增生或创伤性关节炎等，都会对脊神经根造成刺激与压迫，产生神经根型颈椎病的相关症状。此外，根管的狭窄、根袖处的粘连性蛛网膜炎以及周围部位的炎症与肿瘤等亦可引起与本病相类似的症状，应注意排查。

类型 4 头痛眩晕易猝倒——椎动脉型颈椎病

椎动脉型颈椎病是一种中老年人常见病，又称"颈性眩晕""椎动脉压迫症"或"颈性偏头痛"，占颈椎病的 10%~15%。这里，以笔者的朋友老刘为例，帮助大家更好地了解椎动脉型颈椎病。

老刘是个画家，和我住在一个小区。一天傍晚，我在小区附近的公园里散步，看到老刘走在我前面，于是打算跟他打个招呼。老刘听到有人叫他的名字，转过头来看，结果就晕倒了。幸好我是医生，当即对他采取了急救措施，他很快苏醒过来。老刘很纳闷，他才刚过 50 岁，平时一向注意锻炼养生，怎么会突然晕倒呢？第二天，老刘来门诊找我。经过各项检查，我确定他的晕倒是椎动脉型颈椎病所致。

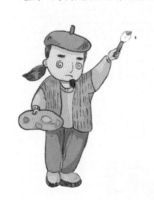

老刘十分勤奋，每天早晨 5 点就起来开始看书、写字、画画，晚上睡觉前还要画上两个小时。为了保持伏案低头的姿势，维持身体平衡，许多肌肉群都必须紧张收缩，天长日久就会导致颈椎骨关节退变，椎间隙狭窄，致使颈段脊柱总的长度缩短，椎动脉相对变长，长则必曲，由于血管迂曲，血流缓慢不畅，脑供血不足，老刘最终患上了椎动脉型颈椎病。

颈椎是活动量最大的脊柱节段，极容易产生劳损，且会随着年龄的增长和损伤的积累而发生退行性变化。而当颈椎退变、椎节不稳时，横突孔之间的相对位移就会加大，穿行其间的椎动脉受刺激机会就会增多。这样，椎动脉就极容易遭受各种机械性与动力性因素的刺激与压迫，以致血管狭窄、折曲，造成椎 - 基底动脉供血不足，进而产生一系列椎动脉型颈椎病的相关症状，具体表现为以下几个方面。

首先是眩晕。这种眩晕是旋转性的，会感到周围物体朝某个方向转动，或自身的天旋地转，特别是当头部向后仰、突然转头或反复左右转头时发生眩晕或眩晕加重。

其次是猝倒。发作前往往没有预兆，多是在站立、行走时因头颈部过度旋转或屈伸而发生。猝倒发生后头部位置已经改变，但起来后可以正常行走。

此外，椎动脉型颈椎病还会出现头痛、耳鸣、恶心、呕吐、视力减退，面部、舌体、四肢或半身麻木等症状。这些症状都是发作性的、可逆性的，有复发倾向，反复发作时每次症状不完全相同。

在此，提醒广大患者朋友，发生椎动脉型颈椎病时最好仰卧休息，同时垫低枕头，减少颈椎活动。另外，还要特别留心因猝倒造成新的损伤。

类型5　症状繁杂体征少——交感神经型颈椎病

张女士就是交感神经型颈椎病患者。张女士大学毕业后一直在外企工作，是典型的办公室白领。她最近总是觉得头晕、眼花、耳鸣、口干舌燥，有时还会心慌出汗。张女士今年还不到40岁，平时很注重养生保健，她为什么会出现这些症状？

交感神经型颈椎病是以交感神经受累为主要表现的颈椎病，主要是由颈椎退行性变化所致。

张女士就是因为在办公室工作时，颈部长时间保持同一姿势，久而久之，颈部软组织产生劳损，进而压迫椎动脉表面的交感神经纤维，引起一系列反射性症状。交感神经型颈椎病患者在病发时还常常伴

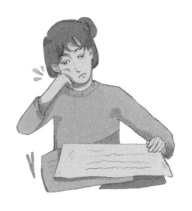

有椎 - 基底动脉系统供血不足的表现，因此，张女士经常会感到头晕、眼花、耳鸣、心慌气短。

交感神经型颈椎病发病率并不高，但症状纷繁复杂，涉及患者的头部、上肢以及内脏和五官等多个部位，也就是累及交感神经所分布的区域，会出现疼痛、感觉异常、血管运动、腺体分泌和营养障碍，特别是脏腑和五官的功能障碍。

下面为大家罗列一些交感神经型颈椎病的具体表现。

💡 **五官症状**

眼部症状：交感神经受刺激后眼球胀痛、怕光流泪、视物模糊、视力减退、瞳孔扩大、眼冒金星、飞蚊症等。交感神经麻痹后眼球下陷 眼睑下垂、两眼干涩、瞳孔缩小。

鼻部症状：鼻咽部不适、疼痛、鼻塞或有异味感等。

耳部症状：耳鸣、听力减退，甚至耳聋。

咽喉部症状：咽喉部不适、发干、异物感，嗳气以及牙痛等。

💡 **头面部症状**

头痛、偏头痛、头沉头晕、枕部或颈后部疼痛，以及面部发热、发红、麻木等。

💡 **血管运动障碍**

血管痉挛症状：肢体发凉、发绀、麻木、疼痛、水肿，以及皮肤温度降低。

血管扩张症状：指端发红、烧灼、疼痛、肿胀等。

💡 **神经营养及汗腺功能障碍**

皮肤发绀、发凉、干燥、变薄，多汗或少汗，毛发过多，或毛发干枯、脱落，指甲干燥没有光泽，以及营养性皮肤溃疡等。

💡 **心血管症状**

心慌心跳、心律不齐、心前区疼痛、阵发性心动过速、血压时高时低。

恶心嗳气，胃脘不适、疼痛，大便稀薄或便秘，尿频、尿急、淋漓不尽，以及闭经等。不少患者还有失眠多梦、心情烦躁、易于冲动等情志症状。

类型 6　各类兼并大杂烩——混合型颈椎病

除了神经根型、颈型颈椎病外，很多病例都是混合型颈椎病。它就像是颈椎病的"拼盘"或"大杂烩"，其实质是上述 5 类颈椎病的不同组合，只是以某种类型的症状表现更为突出。比如，以神经根型特征为主的混合型颈椎病，则可能或伴有交感型，或伴有脊髓型，或伴有椎动脉型等不同表现。

混合型颈椎病在临床上并不少见，有专家就根据混合型颈椎病在临床上的发病率，将其分为以下几种组合。

神经根型 + 交感神经型　　　　脊髓型 + 交感神经型

神经根型 + 脊髓型　　　　　　脊髓型 + 椎动脉型

神经根型 + 椎动脉型　　　　　椎动脉型 + 交感神经型

神经根型 + 颈型

当然，也有少数混合型颈椎病患者属于"全家福"，即身体几乎出现所有类型颈椎病的症状。这种类型的颈椎病治疗起来难度自然也就更大，只能首先解决主要或急性症状，如脊髓、神经根或椎动脉受压问题。

第三章 腰椎病，一千个伤心的理由

腰椎病是一种常见病，其中腰椎间盘突出症、腰肌劳损等尤为多发。据统计，80% 以上的成年人有过腰痛的经历，某些特殊职业，如伏案人员、司机等，腰椎病的发病率高达 90% 以上。

这一章将以常见腰椎疾病作为案例，引导大家认识一些有关腰椎的知识。

腰椎间盘突出症

腰椎间盘突出症，形象说来，就是椎间盘的髓核从纤维环的裂缝里钻出来了。它是日常生活中较为常见的腰部疾患，也是引起腰腿疼痛的主要元凶。

怎样自我检测是否患有腰椎间盘突出症？

腰椎间盘突出症是由哪些因素引起的？

哪些人容易患上腰椎间盘突出症？

自我检测：你的腰椎间盘还好吗

💡 腰腿部放射痛

疼痛主要表现在下腰部及腰骶部，以持续性钝痛为主，多数患者腰痛和腿痛同时发作，或者先后发作。

放射痛为过电样串痛感，疼痛一般从臀部开始，多向一侧大腿后侧、小腿后外侧、足跟或足掌放射。

咳嗽、打喷嚏、用力排便等动作，会加剧腰腿疼痛。屈髋屈膝及卧床休息后则疼痛减轻。

💡 下肢麻木或感觉异常

病程较久或神经根受压较重者，常有下肢麻木感，麻木区与受累神经根的分布区域一致。患者有时会感到下肢发凉，患肢温度低于正常肢体温度。

💡 间歇性跛行

患者行走时，会随行走距离的增加而感到腰腿不适症状加重，出现跛行，而坐下或平卧一段时间后即可缓解。

马尾神经症状

中央型的腰椎间盘突出，如果突出较大，会压迫马尾神经，表现为会阴部（马鞍区）麻木，大小便功能障碍。

压痛点

85% 以上的患者，在下腰部椎间盘突出的椎间隙棘突旁有明显的压痛点，按压痛点可引起或加剧下肢放射痛。患侧环跳、委中、承山等穴位也常有明显压痛。

肌力减弱或瘫痪

一般会出现胫前肌、腓骨长短肌、伸拇长肌麻痹，表现为伸拇力或屈拇力下降，重者表现为足下垂。

如果你发现自己出现上面所说的症状，那么你很可能已经患上了腰椎间盘突出症，需要及时到医院进行相应的影像学检查，如 CT、MRI 等。

老伤寒，引发腰痛"三大杀手"

30 岁以后，椎间盘开始老化，人体很容易因弯腰、转身等动作造成腰部损伤，导致纤维环破裂，这就是椎间盘突出的先兆。

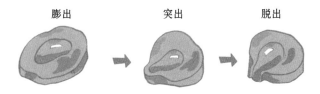

膨出　　　　　突出　　　　　脱出

导致腰椎间盘突出的因素可分为内在因素和外在因素两种。腰椎间盘自身的退行性改变是导致腰椎间盘突出症的主要内因，外伤和受寒等是外在因素。

"杀手" 1　老

到了一定年龄，人体的椎间盘组织如髓核、纤维环和软骨板会逐渐老化，最终导致椎间盘突出。

然而，青壮年的纤维环虽然没有退变老化，但髓核的张力比较大，出现腰椎间盘突出症的概率也比较高。

"杀手" 2 伤

外伤，是指身体由于外界物体的打击、碰撞或自身脊柱的扭伤等出现的外部损伤。

以下情形容易造成外伤进而诱发腰椎间盘突出症：在无防备的情况下搬动、抬举重物，长时间弯腰后猛然直腰，摔倒时臀部着地等。

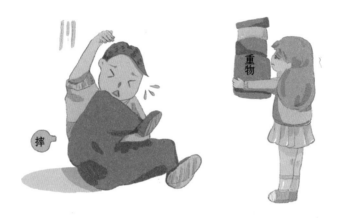

另外，积累性劳损也容易引发腰椎间盘突出症。例如，作家、司机等长期处于坐位工作，椎间盘长期、反复受压，纤维环容易破裂，这时可能会因为轻微的动作，如弯腰泼水、打喷嚏或咳嗽等致使腰椎间盘突出。

"杀手" 3 寒

不少腰椎间盘突出症患者总有一个疑问：自己并没有明显外伤，这病究竟是从哪里来的？

答案在于除了外伤，受寒也是引发腰椎间盘突出症的重要因素。当人体受寒后，腰背部肌肉会出现痉挛，小血管也会相应收缩，进而影响血液的局部循环，导致椎间盘内压升高，尤其是已经发生病变的椎间盘，会因受寒而加重损害，致使髓核突出，最终引发腰椎间盘突出。

腰椎间盘突出最青睐这四种人

腰椎间盘突出症最青睐哪些人？根据临床经验，有以下几种易患人群，提请大家注意防范。

> 一是姿势不良的机械操作者、单一体位操作者或长时间的肢体震动或颠簸者。
>
> 二是长时间坐位工作者，如打字员、会计、司机等。
>
> 三是体形瘦长者。腰腿痛对体形瘦长者"情有独钟"，这是因为他们的腰背肌比较薄弱，腰椎会因缺乏保护而失稳。
>
> 四是女性。由于女性生理的特殊性，她们发生腰腿痛的概率比男性高3~4倍。另外，女性经常穿高跟鞋、做家务等，也会直接或间接引发腰腿痛。

如果你是上述人群中的一员，就要注意提早预防了，别让腰椎间盘突出"盯"上你。

腰椎管狭窄症

年久失修的自来水管，会因为内壁生锈、管壁增厚、管腔狭小，导致管腔阻塞，水流中断。人的腰椎管也是这样。如果腰椎管变窄，就会使椎管里面的脊髓和神经受到挤压，阻碍神经传导，引起腰腿痛，甚至出现大小便功能障碍。

什么原因会导致腰椎管狭窄？

腰椎管狭窄患者的苦恼是什么？

让腰椎管保持年轻的秘密是什么？

腰椎管是什么

正常人的腰椎有 5 块椎骨，这 5 块椎骨由前纵韧带、后纵韧带及各椎骨间的椎间盘、黄韧带等连接成为一体。每块椎骨后面又各有一个比较大的椎孔，5 个椎孔连接起来形成腰椎管。

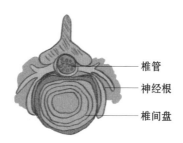

椎管
神经根
椎间盘

出生时，人体的腰椎管呈卵圆形。但随着人体的发育、成长、负重、运动及其他活动而使腰部负荷增加，会促使腰椎管朝着增加力学负荷强度的方向发展。到成年以后，腰 4、腰 5 和骶 1 的椎管大多呈三角形或三叶草形。

腰椎管狭窄缘何而来

腰椎管狭窄症的发病原因较为复杂，既有先天性的腰椎管狭窄，也有后天获得性腰椎管狭窄。

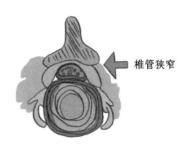

椎管狭窄

先天发育性腰椎管狭窄症主要是由椎节在生长过程中发育异常造成的，这类患者仅占腰椎管狭窄患者的 1%~2%。

临床上更为多见的是后天获得性腰椎管狭窄症，多由腰椎的退行性变化引起，包括黄韧带的肥厚与松弛、小关节和椎体后缘骨质的退变增生肥大、椎间盘的突出与脱出等病理解剖改变等。

此外，外伤、炎症、医源性因素、骨质疏松症等，也可能诱发腰椎管狭窄。

出现间歇性跛行需警惕

李大妈只要一走路就感觉腰腿痛，休息一会儿就好了。起来继续走，走不了多远又会出现这种情况；骑自行车却和正常人一样；上楼梯没有异常，下楼梯时却疼痛难忍。后来李大妈去医院骨科做检查，诊断结果为腰椎管狭窄症。

腰椎管狭窄症的主要表现就是行走困难，医学上称作"间歇性跛行"。当腰椎管狭窄患者下蹲、坐下或者骑自行车时，疼痛症状不明显，上楼梯时没有明显症状，下楼梯时一般会出现症状。总之，患者能明显感到不适，但局部压痛不明显，这就是腰椎管狭窄症的典型特点——"症状重体征轻"。

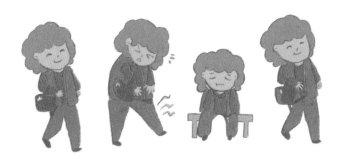

这里要提醒大家，当家里的老人出现行走困难，或者出现间歇性跛行——腰椎管狭窄症最具代表性的症状时，一定要提早就医。

间歇性跛行也可能是血管病变

腰椎管狭窄症、下肢动脉硬化闭塞症，都会出现"间歇性跛行"的症状。

腰椎管狭窄症引起的间歇性跛行与脊髓、神经受压有关，故称为神经性间歇性跛行。主要症状是：患者每次无痛行走的距离和时间无规律，喜欢走上坡路；站立休息后症状即可缓解。

下肢动脉硬化闭塞症引起的间歇性跛行是由于缺血所致，故称为血管性间歇性跛行。主要症状是：患者每次无痛行走的距离和时间均较恒定，且喜欢走下坡路；弯腰后症状易缓解。

如果患者走路下肢疼，且伴有间歇性跛行症状，同时还要考虑是否患上了"下肢动脉硬化闭塞症"，特别是发现脚上有凉、疼、肿、黑、烂等症状者，应考虑是否有血管病变，建议到血管外科做进一步检查。

💡 **凉**

经常感觉脚发凉、麻木，皮肤苍白、粗糙、有脱屑或皲裂，汗毛稀少或脱落，趾甲生长缓慢、增厚、少光泽。用手触摸足背动脉，若搏动消失，表明血管病变已发生。

💡 **疼**

走路时疼，停下来会好些，再走又疼，即"间歇性跛行"，是下肢血管病变的早期症状；不走也疼，夜不能寐，抚膝抱足，寝食难安为"静息痛"。

肿

肿胀呈凹陷性，以踝部与小腿最明显，伴有皮肤颜色暗红、皮肤温度升高；肿胀伴有浅静脉曲张、色素沉着。

黑

浅静脉曲张、色素沉着、肿胀，甚至局部颜色变黑、静脉性溃疡。

烂

脚肿、脚黑，不及时治疗，后期就会出现静脉性溃疡，多发于足靴区，溃疡面积大、浅，肉芽组织易出血，常伴有瘙痒、湿疹、皮炎和色素沉着等。脚溃疡好发于足部远端，边缘不规则，锯齿状，肉芽组织不新鲜，呈灰白色，常伴有静息时剧痛。

腰椎滑脱

腰椎椎弓上下关节突间的部分称为峡部。如果峡部崩裂，椎弓就会分为上下两部。上部为上关节突、横突、椎弓根、椎体，仍与上方的脊柱保持正常联系；下部为下关节突、椎板、棘突，与下方的椎体保持联系。上下部之间失去骨性联结，上部因失去限制而向前移位，就是腰椎滑脱。

哪些人容易患腰椎滑脱？

造成腰椎滑脱的因素有哪些？

腰椎滑脱有真亦有假

腰椎滑脱还会有真有假吗？高大娘的病例有助于认识复杂的腰椎滑脱。

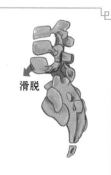

滑脱

高大娘患腰腿疼痛有好几年了，因为平常忙于农活，总没有时间去看病。这次趁农闲，她专门到正规医院就诊。按照常规，她先拍了腰椎正侧位 X 线片，医生指着片子对她说："你看，你的第 5 腰椎往前跑了，而且排列不整齐，是腰椎滑脱的症状。你还需要拍左右两个斜位片，看看这滑脱是真是假。"说着，随手又开了张照相单。

高大娘手里拿着照相单很是疑惑："不是已经拍片了吗？还要花钱再照。这病又不是装的，难道还有假的不成？"

医生耐心地给高大娘解释：腰椎滑脱分为两种，一种是崩裂性腰椎滑脱，又叫真性腰椎滑脱；另一种是退行性腰椎滑脱，也称假性腰椎滑脱。

这两者之间区别很大。

真性腰椎滑脱是指在椎弓上下关节突之间的部分，即峡部发生断裂，使腰椎骨分为上下两部分，上部向前移动与下部分开后形成的滑脱。假性腰椎滑脱是指椎骨的峡部仍然保持完整，但由于肌肉、韧带

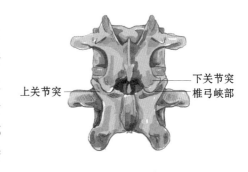

上关节突 —— 下关节突 椎弓峡部

的松弛，椎间盘的退行性改变或其他原因，导致该节段的椎体连带其上的各个腰椎骨一起向前移动而成。

真性腰椎滑脱的峡部崩裂多发生在第 5 腰椎骨，假性腰椎滑脱的关节突关节损害多在第 4 与第 5 腰椎之间。要判断滑脱是真是假，最简单的方法就是拍照腰椎斜位片，斜位片可以观察到椎弓峡部有没有断裂。

真性滑脱很可能与遗传有关

导致腰椎滑脱的一个重要因素是椎弓峡部裂。

人类是唯一直立行走的脊椎动物，也是唯一发现具有椎弓峡部裂缺陷的动物。曾有人调查过 4000 具人类以外的灵长类骨骼架，结果未发现一例具有这种缺陷。这说明椎弓峡部裂与人的直立体位有关。

在探讨腰椎滑脱的病因方面，常见的有先天性学说和获得性学说。先天性学说认为，在胚胎时期，骨化中心分裂为二没有愈合，或者存在家族遗传因素；获得性学说认为，椎弓峡部本身构造薄弱，在机械性外力或者疲劳性反复应力的作用下就会发生骨折。

腰椎滑脱的具体症状主要有以下几方面。

1. 长期反复发作的腰痛，站立行走、弯腰活动及负重时加重，卧床休息时则减轻，同时伴有臀部及大腿的酸痛。

2. 坐骨神经痛的表现，伴有下肢相应神经支配的皮肤麻木、神经反射的异常。

3. 严重者可出现马尾神经支配区域（马鞍区）麻痹，大小便功能障碍。

腰椎滑脱最爱光顾哪些人

据统计，腰椎峡部裂的发病率与职业有明显关系。有人认为爱斯基摩人腰椎滑脱发病率高，主要是因为他们需要长期在寒冷的冰层上弯腰工作，而且经常会因各种原因发生摔倒。日本调查了 367 名一级运动选手，结果 27% 有椎弓峡部裂，其中举重运动员发病率高达 40%，比一般日本民众高 6 倍。我国调查了 555 名著名运动员，发现腰椎滑脱总发病率高达 20.7%，而排球及杂技项目运动员发病率竟高达 50%，高出一般发病率 10 倍之多。

其实，腰椎滑脱最爱光顾的是老年人，也就是退行性病变引起的腰椎滑脱（假性滑脱）。由于腰椎肌肉、韧带约束力下降，也就是中医讲的"筋束骨"的作用减弱。

由此可见，平时应注意劳动保护，避免腰部负荷过大，加强腰背肌锻炼，预防腰椎滑脱。

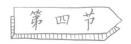

腰肌劳损

在日常生活、工作和学习中，经常会发生急性腰扭伤，也就是我们所说的"闪腰"。若未进行适当治疗或治疗不彻底，就会出现腰肌疲劳、疼痛等症状，影响工作、学习和睡眠，最终为"腰肌劳损"这一慢性病埋下祸根。

那么，什么是闪腰与腰肌劳损呢?

急性腰扭伤≠腰肌劳损

急性腰扭伤，主要包括腰骶部软组织损伤和腰椎小关节紊乱两大类。发病部位既可能发生在腰部肌肉、韧带等软组织，又可能发生在腰椎后关节，也可能是软组织和关节同时损伤。

扭伤后多表现为腰部疼痛（或伴交锁感）、腰部呈前倾强迫位，表情痛苦且行走困难。较重者临床特征是腰部僵直剧痛，轻微活动甚至说话、呼吸等都会感到腰痛难忍，活动和行走受限。急性腰扭伤一般多见于以下几种人群。

1.青壮年体力劳动者、体育运动者、久坐及腰部长时间受震荡的长途运输或出租车司机和电脑操作员。

2.中年女性，经期、妊娠、产后或哺乳期女性。

3.舞蹈和京剧演员。

4.体重过重、肥胖、消耗性疾病者，后关节、腰骶角异常者等。

门诊中常有患者说自己腰扭伤了，医生趁其不备从后面踹了他一脚，腰扭伤神奇地好了；或者说有的医生把腰扳得"咔咔"响后，疼痛立即消失了。事实上，中医手法治疗腰扭伤确实具有很好的疗效，但是手法治疗腰扭伤需要事先进行明确诊断。

一般认为，推拿手法适于急性腰肌扭伤、腰椎后关节紊乱及骶髂关节损伤（半脱位）。棘上、棘间韧带的急性损伤不宜推拿治疗，慢性损伤适宜轻揉手法治疗。而合并椎骨及附件骨折、肋骨骨折、韧带严重撕裂或断裂、皮下血肿等损伤，或患有结核、肿瘤、严重骨质疏松症、腰椎弓根崩裂等疾病者，则不适合推拿治疗。

腰肌劳损"五大元凶"

若未对急性腰扭伤进行有效治疗或者治疗不彻底，就会为慢性腰肌劳损埋下祸根。腰肌劳损，就是慢性腰背痛的总称，其实质是腰部肌肉的慢性损伤，是腰腿痛中最常见的一种慢性疾病。

强有力的腰肌怎么会出现劳损？归纳起来，不外乎以下几种原因。

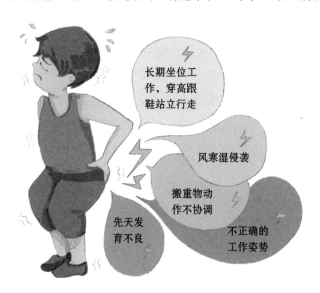

第一，大多数情况是长期保持不正确的工作姿势造成。特别是从事特殊职业的人群，如矿工、农民等常需弯腰用力，会使腰部肌肉长期、连续紧张、收缩，造成病理改变，刺激末梢神经，引起腰痛。

第二，在日常的活动或劳动中，搬抬重物时因动作不协调，会使某一瞬间腰肌的负荷超出它所能承受的能力，引起腰肌损伤。

第三，长期坐位工作的人、穿高跟鞋站立行走的人，会使腰背部肌肉持续紧张，容易产生腰肌劳损。

第四，风寒湿邪的侵袭，会使局部血液循环不畅，腰部肌肉失去营养供应，产生慢性腰肌劳损。

第五，先天发育不良。腰椎先天畸形、结构性缺陷和椎间关节连接不稳等，可使腰背肌肉活动不协调、不平衡，导致腰肌劳损。

腰肌劳损的疼痛部位多数在腰骶部，少数可牵连到大腿的后方，疼痛多为酸胀痛，受凉、阴雨天、早晨起床时疼痛会加重，休息或稍微活动、改变体位后减轻，但劳累后又加重。腰部活动受限不明显，腰部肌肉有散在的压痛点，但有时轻轻叩击腰部，疼痛反而有所减轻。

坐骨神经痛

一些医药说明书或广告经常把坐骨神经痛视作一种病，与腰椎间盘突出症、腰椎管狭窄症、急性腰扭伤、慢性腰肌劳损等病相提并论。这种说法不但不严谨，还会误导患者，因而有必要揭开坐骨神经痛的面纱，为它"正名"。

揭开坐骨神经的面纱

坐骨神经是人体内最粗大、最长的一根神经。它由腰神经和骶神经组成。坐骨神经经从臀部的梨状肌下方穿出，分布于大腿后方以及小腿、足部，主要作用为指挥肌肉运动，传导皮肤感觉。

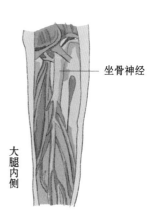

坐骨神经

大腿内侧

腰椎间盘突出后，会压迫坐骨神经根，引起充血、水肿以至粘连等病理变化。突出的一侧腰部疼痛，经臀部向大腿后方放射，直到小腿后外侧和足背外侧，有时有麻木感，咳嗽时加重，这种症状就是坐骨神经痛。

由此可见，腰椎间盘突出症是造成坐骨神经痛的主要原因。此外，腰椎管狭窄症、腰椎滑脱症、梨状肌综合征和腰椎管肿瘤等，也会引起坐骨神经痛。

直腿抬高试验——判断坐骨神经痛

欧阳老师最近总是腰疼腿痛。每当医生做检查时，都要让他把腿抬高，这是怎么回事儿呢？原来这是一项特殊检查，叫作直腿抬高试验，是坐骨神经的紧张试验，对于判断坐骨神经是否受压具有重要意义。

做直腿抬高试验时，应该让患者仰卧，两条腿伸直，检查者一手托住患者的脚跟，另一手放在膝盖前方以保持膝关节伸直，然后让患者把腿缓缓抬起。当抬高到一定角度时，如果患者产生下肢放射痛，应该立即记录直腿抬高的角度。正常人一般可达 80 度，且无放射痛。在此基础上可进行直腿抬高加强试验，即检查者将患者下肢抬高到最大限度后，放下 10 度左右后将足背屈曲，若引起下肢放射痛即为阳性。

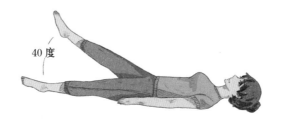

40 度

扫码看视频

有人将直腿抬高试验的阳性程度分为三类：直腿抬高 40 度以下出现疼痛者为明显阳性；至 60 度以上出现疼痛者为弱阳性；一般将直腿抬高不超过 70 度而出现放射性疼痛者均视为阳性。

同时，直腿抬高试验也是区别放射性坐骨神经痛和反射性坐骨神经痛的标志。

放射性坐骨神经痛除了直腿抬高试验为阳性，还伴有从腰部、腰骶部开始，到臀部、大腿后部及小腿部的疼痛，咳嗽、打喷嚏时下肢疼痛加重，甚至出现触电样疼痛感。

反射性坐骨神经痛则是指那些病变并没有直接侵犯坐骨神经，而是通过神经反射出现的假性坐骨神经痛。这种患者的疼痛一般多从腰部开始，向下传导到臀部、大腿后侧，很少超过膝关节；疼痛区域模糊，没有放射痛感，咳嗽、用力时下肢疼痛不加重，多数不伴有麻木及神经传导功能障碍。

祸起萧墙——都是梨状肌惹的祸

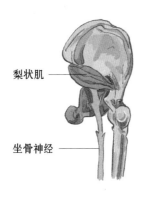

梨状肌

坐骨神经

俗话说："远亲不如近邻。"可对于坐骨神经来讲，梨状肌这位亲密的邻居，惹的麻烦可不少。很多时候，坐骨神经痛就是梨状肌惹的祸。

梨状肌与坐骨神经是亲密的邻居，这是二者在解剖位置上的特殊关系。梨状肌在臀部的深层，表面覆盖着臀大肌、臀中肌。它起于第2、3、4骶骨前面，分布于骨盆内面，经坐骨大孔入臀部，止于股骨大转子后部。而坐骨神经恰好经梨状肌下孔穿出骨盆到臀部。

正常情况下，坐骨神经从梨状肌下缘穿出，垂直向下，整个行程不受肌肉阻挡，无论下肢做任何运动，神经都不会受到压迫和异常刺激。

然而，当坐骨神经与梨状肌两者关系发生变异，或者梨状肌受到外伤和炎症刺激，会使坐骨神经及其周围的营养血管受到压迫，导致局部循环障碍及瘀血水肿，进而产生坐骨神经痛的症状。不得不说，这种坐骨神经痛的罪魁祸首就是它的邻居——梨状肌。

认清病因，辨证施治

坐骨神经痛并不是一种单纯的疾病，而是很多疾病影响了坐骨神经后出现的一种症状。坐骨神经痛可分为两大类：一类坐骨神经本身的病变或直接压迫所致；另一类继发于其他部位的病变引起的反射痛。

引起第一类情况的原因有以下几方面。

> 1. 神经根本身受到的压迫，包括神经根伴随的动、静脉异常，如血管瘤、神经根鞘膜瘤与囊肿；硬膜外神经根受压，如椎间盘突出、椎管狭窄、神经根管狭窄、神经根周围纤维变性、血肿压迫、椎体脓肿、肿瘤等。

2. 骶丛神经损伤，包括直接创伤、盆腔感染、肿瘤、骶髂关节化脓性或结核性炎症等。

3. 坐骨神经干病变，如坐骨神经干受到挫伤、肿瘤、炎症及营养缺乏，坐骨神经在行程中受到的卡压，如梨状肌综合征等。

第二类坐骨神经痛主要源于坐骨神经局部及周围结构的病变对坐骨神经的压迫与损害。其临床表现主要有腰椎间盘突出、腰椎骨关节病、梨状肌综合征、外伤、炎症与肿瘤等。

因此，我们不能随便对坐骨神经痛下结论，应该经过正规的医疗检查、诊断，以便针对病因采取正确的治疗方法。

第四章
颈腰保卫全攻略

颈好，腰好，身体才好。

防患于未然，颈腰健康更有保障。

因此，我们应该了解相关知识，养成良好的生活习惯，有效预防颈腰疾病的发生。

哪种坐姿最健康？

正确答案

双腿跪坐更合适，座椅坐姿有讲究，但任何时候都不能久坐不动，应注意时常变换姿势。此外，选择合适的座椅是保持正确坐姿的基本条件。

选对坐姿很重要

日常生活中，经常可以看到很多人跷二郎腿、盘腿而坐或双腿跪坐。究竟哪种坐姿最有利于健康呢？

首先，可以肯定的是，跷二郎腿的坐姿对健康不利。跷二郎腿很容易弯腰驼背，造成腰椎与胸椎压力分布不均。若长期保持这个姿势，势必压迫脊椎神经，引起下背痛。跷二郎腿还会妨碍腿部血液循环，造成腿部静脉曲张，严重者则出现腿部静脉回流不畅、青筋暴突、溃疡、静脉炎、出血等疾病。

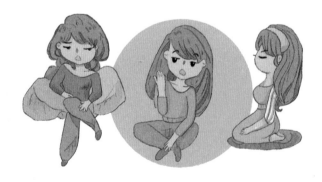

其次，盘腿而坐是正确的坐姿吗？就腰椎的形状来说，盘腿而坐与坐沙发一样会使腰部向后弯曲，容易产生疲劳。

再次，双腿跪坐也不好吗？双腿跪坐会使腰部稍向前倾，上半身则向上伸直，与前二者相比更接近自然。双腿跪坐虽然是较好的坐姿，但它毕竟是在特殊环境中的特定坐姿，如席地而跪等。所以，无论是盘腿而坐还是双腿跪坐，都应该在臀部下铺上坐垫，并且偶尔变换一下坐姿，才能减轻腰部的负担。

坐姿正确也不能久坐不动

究竟什么样的坐姿才是正确的呢？

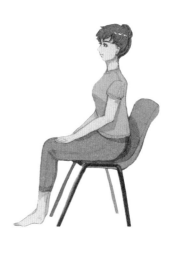

首先，端坐时，要注意保持颈椎向前，胸椎向后，腰椎向前，骶椎向后，身体稍向后倾斜，将肩部靠在座椅背上，臀部和靠背要紧贴，不要留有空隙。也可以在腰部垫个软垫，身体感觉舒适即可。如需长时间久坐，可以将手放在椅子扶手上。另外，为了保持腰部的曲线，可以在椅面铺上厚约 5 厘米、越往前厚度越薄的椅垫。还有，如果座椅过高，也可以在脚下垫个踏台。

其次，大家应纠正这样一个误区：坐着比站着，腰部负担更小。事实上，"坐"对腰部造成的负担率远比站立时多出 40%。随着现代生活节奏的加快，因为久坐而导致腰痛的上班族越来越多。许多人因为错误的观念，不以为然地坐在办公桌前、对着电脑，持续工作数小时之久，一不小心则患上了"座椅腰痛症"。

因此，即使坐姿正确，也不要纹丝不动长时间久坐。因为肌肉一旦长时间维持同一个姿势不变，就会导致血液循环不佳而变得僵硬，继而引发颈肩酸痛及腰痛。

选择合适的座椅

我们曾经做过这样一个调查：让大家挑选觉得最有益于身体健康的椅子。结果大多数人毫不犹豫地选择了一款高度较低的、松松软软的沙发椅。

这种设计真的有益于身体健康吗？答案是否定的。事实上，很多人在软软的沙发就座后，离座时却无法立刻站起来。当坐在低矮、柔软的沙发上时，人的臀部会深陷、膝盖抬起，这样的姿势会让背部弯曲而呈现驼背的状态。时间一长，容易造成颈椎病和腰椎病。

既然如此，什么样的椅子对颈部和腰部的健康最有益呢？

选择的时候，不能贪图舒适，而应该选择符合人体脊椎生理曲线设计的座椅。

材质方面，忌过于松软，应该选择椅面稍硬的椅子。

高度方面，应与膝盖等高，以便坐在椅子上时，脚底能踏在地面上。椅背向后倾斜的夹角在110~120度最适当，这样才能完全撑住背脊弯曲的部分。

选择有扶手的座椅更为妥当，不过，为了让上半身能顺利贴近桌面工作，最好选择扶手较短的椅子。这样的座椅能帮助我们收束腹部，维持人体脊柱正常的生理曲度，保持最为自然的坐姿。

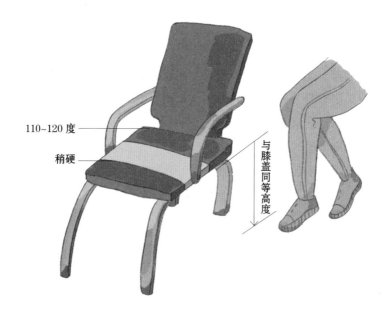

110~120度

稍硬

与膝盖同等高度

健康 2 问

什么是正确的站姿？

正确答案

正确的站姿从侧面观察，可以看到，身体重力线须经过耳垂、肩中点、腰部、膝外侧中点及外踝。

严于律己，时刻保持正确的站姿

俗话说："站如松""站要有站相"。正确的站姿不仅能给人留下好的印象，看上去气质非凡，关键还能预防和避免颈椎、腰椎的各种疾病。

不良的站姿不仅会影响形体美观，还会引起心脏病、高血压、内脏下垂、神经失调、腰肾病、骨盆与髋关节退化等病症，危害身体健康。要预防上述问题，就要在日常生活中严于律己，时时刻刻提醒自己保持正确的站姿。

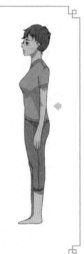

具体来说，当一个人站立时，注意从侧面观察：身体重力线须经过耳垂、肩中点、腰部、膝外侧中点及外踝。

直立时，头部应该正直抬起，下巴内收，胸部挺起，小腹收回。臀肌与腹肌收缩，以减少骨盆前倾。两肩自然放松，上肢悬垂于腋中线。两脚的距离应该与骨盆同宽，两脚平行，以分担身体重量。

背对墙壁，在离墙 20~30 厘米处站立，然后将后背紧贴在墙壁上。在上身姿势保持不变的情况下，向后收脚，直到脚后跟贴在墙壁上。墙壁和腰部凹陷处距离恰好一掌宽为好，这样即为正确的站姿。

掌握如何摆出正确的站姿以后，可以试着在没有墙壁的地方进行练习。长时间站立时，最好把一只脚放在矮的台阶上，避免支撑腰椎的肌肉过度紧张。

你的走姿正确吗？

正确答案

以正确的站姿站好之后，将脚自然地向前迈出，这就是正确的走姿。

驼背或挺着肚子走路的人容易腰痛

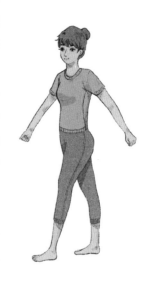

俗话说："行如风"，即走路应快而有力。现实生活中，很多人都不会注意自己的走路姿势，但往往一些病就是"走"出来的，因为不正确的走路姿势也会成为颈腰疾病的幕后黑手。

一般来说，驼背或挺着肚子走路的人比较容易患腰痛病。腹肌不结实或是腹部脂肪较多的人，身体容易向前倾，随之骨盆也会向前倾斜，导致腰椎向后的反作用力变大，也容易引发腰痛。同样，若是胸部过度向前倾，也一样会引起腰痛。

正确的走姿应该是：以正确的站姿站好之后，将脚自然地向前迈出。注意伸直膝盖，以脚跟着地，然后让整个脚底板踏稳地面，最后脚尖轻轻跷起。上半身须收下巴、放松肩膀并挺直脊背，双臂自然地前后摆动。

为了养成正确的走姿，可以利用路旁的橱窗审视自己的走姿。检查有没有耸肩、驼背，膝盖是不是弯的，有没有挺着肚子走路等。

健康 4 问

怎么睡才能"高枕无忧"？

正确答案

选对枕头、合适的床铺，保持正确的睡姿，才能真正做到高枕无忧。

选对枕头才能"高枕无忧"

很多人都有过这种经历，某天早晨醒来，发现脖子不能动了，没有办法低头、抬头、回头，只能保持一个姿势，勉强活动一下则疼痛难忍。这就是落枕，中医称之为"项强"。

很多人认为落枕不碍事，过一会儿就会好转。专家表示，落枕其实是颈椎病的征兆，特别是第一次落枕后，一定要彻底治愈，否则可能会落下病根。

落枕与枕头选用不当有关。最佳的枕头高度应该具备两个条件：一方面能支撑颈椎的生理曲线，一方面还可以保持颈椎的平直。仰卧位时，枕头的下缘最好垫在肩胛骨的上缘，不能使颈部落空；侧卧位时枕头高度应与肩等高。

一款好的枕头，不仅有益于睡眠，更有利于健康。专家建议，根据胖瘦高低不同身材，枕头高度应以 6~10 厘米为宜，或相当于自身一侧肩的宽度；硬度则以有一定弹性，透气性能好，能塑造颈项生理弧度者为佳。民间"稻壳枕""粟米枕""荞麦皮枕头"都是很好的选择。因为它们的松软度比较好，高低、形状均可以调整，利用它们可以很容易找到适合颈椎曲线的位置。

柔软的床易导致颈腰疼痛

现在生活水平提高了，很多人都把软床当成高品质的享受，睡了几十年的硬板床也光荣"下岗"了。事实上，睡软床并不健康，尤其是颈腰病患者更不适合睡软床。

如果床铺过于柔软，受人体重量压迫，就会形成四边高、中间低的状态。躺在上面休息时，不仅会增加腰背部肌肉的张力，也势必使头颈部的体位相对升高，以致局部肌肉韧带平衡失调，从而直接影响脊椎的生理曲线。尤其对那些正处在生长发育期的青少年，长此以往，睡软床还会导致畸形。

当然，床铺太硬也不好。一方面，硬床舒适感不高；另一方面，硬床没有弹性，使得仰卧时腰部凸起，容易造成腰部不适。

合适的床铺，应该具有良好的透气性，符合人体的生物力学要求，有利于保持颈椎、腰椎的正常生理曲线，维持脊柱的平衡状态。

因此，挑选床垫时，应选择软硬适中的材质，不妨用自己的手测试一下软硬程度。一般而言，手往下压时不会陷进去，稍微有一定的柔软度即可。

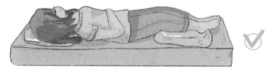

让腰部和背部整体自然垂下来的状态是最佳的

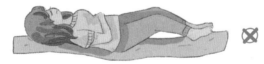

使腰部过度陷下去的过软寝具不好

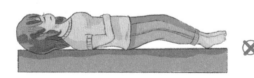

让腰部向上凸起的过硬寝具更不好

此外，还要提醒大家注意起床的小细节。起床后，首先要活动腰部，用双手左右撑腰，以轻微的动作运动腰部肌肉，做前后弯腰、后仰以及左右侧弯活动，使腰部肌肉充分活动放松。

这种锻炼简单易行，可以达到防病治病的目的，但锻炼时应该慎重，避免无目的地快速旋转或摇摆。当然，锻炼必须持之以恒，才能有所改善。

弓身侧睡最理想

落枕还与睡姿有关，俯卧尤其有害。人类有三分之一的时间处于睡眠状态，不正确的睡眠姿势会引发各种健康问题，尤其是颈椎病。

理想的睡眠姿势应该是侧卧位，即胸部及腰部保持自然曲度，双髋及双膝关节呈屈曲状，让全身肌肉放松，也就是"卧如弓"。对于闪到腰并伴有剧烈腰痛的患者而言，这种"虾式睡姿"最为舒适。

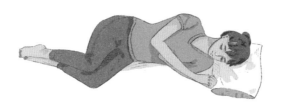

没有腰痛困扰的人，让脊椎呈现自然的"S"形曲线即可，可以仰躺或侧躺，尽量不要趴着睡。因为趴睡时，为了避免不把鼻子闷在枕头里，只能将颈部扭向一侧俯卧，这样既不利于保持颈部的平衡，又影响呼吸，尤其是病情严重的脊髓型颈椎病患者，最忌讳趴着睡觉。

仰睡时，最好将膝盖稍微弯曲，或是在膝盖下铺毛毯，稍微垫高膝盖，这样更容易维持脊椎的"S"形曲线。

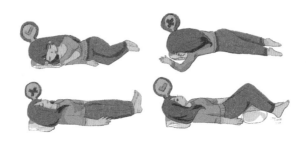

躺着看电视也有隐患？

正确答案

窝在沙发或床上看电视容易引发颈腰不适。

看电视需警惕，小心颈腰疼痛来敲门

结束一天的工作后，很多人选择一下班就直接窝在沙发上看电视；或者舒舒服服地躺在被窝里，靠着枕头，拿着遥控器悠闲地寻找自己中意的节目。殊不知，你的颈椎、腰椎或许早就开始抗议了。

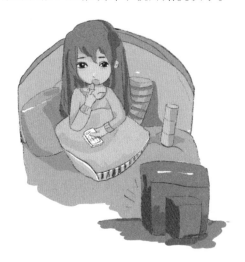

人在躺着看电视的时候，躯体活动相应减少。一旦看得入迷后，头部会在不知不觉中一动不动，很容易造成颈部肌肉的疲劳僵硬。当头再次转动时，肌肉容易发生扭伤，由此引发颈椎病。

长期窝在沙发或床上，这些姿势看似舒适，却会让颈部长时间处于僵直状态，严重阻碍经由颈椎流向脑部的供血，导致脑循环供血紊乱，产生脑记忆力减退，精神不集中的症状。时间长了还会引发电视性腰痛病。

"葛优躺"玩手机最不可取

李女士颈椎病好多年了，因为新型冠状病毒肺炎疫情原因，快1个月不上班了，在家没事可做就是看手机，而睡前躺在床上看手机更是常态。

确实，对很多人来说，结束了一天的忙碌，看电视、刷手机、再来一个"葛优躺"，是一天中最惬意的时刻。但是，在惬意的同时，这种看似"舒服"的姿势是最不可取的。

不正确姿势下的长时间玩手机，使颈部肌肉长期处于紧张状态，还可累及肩胛肌群，一方面出现颈肩部肌肉酸痛，另一方面还可出现上肢麻木、发凉发胀、无力等表现。

这样看电视较合适

中老年人要注意避免长久保持一个姿势看电视，青少年尤其是上班族更要注意。很多情况下，你觉得腰酸背痛也许并不是累着了，有可能就是电视惹的祸。因此，就算是在家看电视也要警惕腰痛找上门。

首先，要注意调整好电视机的摆放位置和观看距离。一般而言，电视中心线的位置与自己视线水平最合适，过高或过低都不好。

其次，看电视时，在颈部或腰部垫一个枕头，这样就可以缓解颈椎和腰椎的压力。端坐的时候还可以在脚下踩点东西，帮助上身挺直、缓解腰痛。

再次，合理安排好看电视的时间，更要有意识地时常变换一下姿势，或者趁着广告期间走动走动，还可以保护视力。

怎样搬东西不会闪到腰？

正确答案

若需搬取的物品在地上，要先屈膝，将身体重心放低，然后尽量将身体靠近物品，再将其搬上来。

搬东西也是一门学问

我们应该都有过这样一种经历：有些物品并不重，索性一鼓作气弯腰去搬，没想到一不小心闪到腰……

对于每天都要搬运大量货物的人来说，搬取物品的姿势更是至关重要，但对于不经常搬运物品的人，搬物品的姿势也同样不容小觑。到底怎样搬东西才能减少腰部的负担呢？

同样重量的物品，搬运时离身体的重心越远，腰部的负担越大；搬得越高，花费的力气越大。腰部负担最大的搬运姿势，就是不屈膝便直接弯腰，在物品离身体尚有一段距离的情况下一口气向上搬。腹肌强健的人腹压力量大，能在减轻腰部负担的情形下搬动物品离地而起，但对于腹肌没有那么强壮的人而言，物品的重量将会使腰部承受极大的负荷，引发各种腰部疾病。

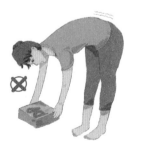

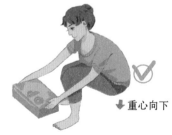

↓重心向下

因此，正确的搬运姿势是：若需搬取的物品在地上，要先屈膝，将身体重心放低，然后尽量将身体靠近物品，再将其搬上来。如果需要转换方向，记住上半身最好不要转动，只要变换脚步就可以了。

少用单手提拿物品

单手提拿物品，也是诱发腰痛的高危因素。因为手臂两边的肌肉施力不平均，很容易给腰部造成负担，时间一长就会导致腰痛。

随身携带重物行走时，建议最好使用双肩背包。这样一来，物品的重心离身体更近，左右的施力也较为平衡。若必须用手提，最好两只手都提相同重量的物品，以维持施力平衡。

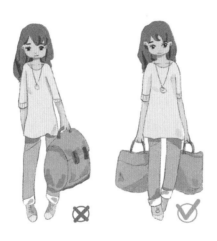

曾患腰疾的人，应尽量避免提拿重物或长时间弯腰作业。若必须提拿重物，可以模仿举重选手在腰部绑上较宽的束腹带，在增加腹压的情形下进行。

肥胖也会引发颈腰疾病？

正确答案

肥胖不仅是高血压、动脉硬化等疾病的导火索，还是导致腰部疼痛的一大诱因。

腰椎健康需减肥

肥胖的判定标准众说纷纭，相对来说误差小且容易计算的指标，莫过于身体质量指数（body mass index，BMI）。BMI 值为体重千克数除以身高米数平方所得出的数字。标准值是 22，超过 24 就属于过重，达到 27 以上就称为肥胖。BMI 值在 24 以上的人是生活习惯病的高危人群，若你的 BMI 值已经超过 24，应注意适当减肥。

人在发胖之后，就会像孕妇一样挺着肚子，这种动作会使骨盆向前倾斜，致使腰椎承受巨大的反作用力。

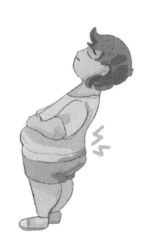

特别是中老年人群，由于自身腹肌和背肌的肌力下降，腹压无法承受过重的重量，便将负荷转移到腰椎，进而给腰椎带来相当大的负担。在这样的状态下，平常站立也会使腰部承受不小的压力，所以相较于身材正常的人，肥胖者更容易产生腰椎变形并引发疼痛。

而且，到了中老年才肥胖的人，其腰椎的负担通常会比原本就肥胖的人重，因其本身骨骼和肌肉的强度并未随着体重变重而增加。

因此，想要腰椎更健康，保持身材很重要，超重者应适当减肥。

健康 8 问

高跟鞋是好是坏？

正确答案

穿高跟鞋导致身体重心过度前移，长此以往会引发腰痛。

高跟鞋：时尚背后的隐忧

高跟鞋自问世以来，一直倍受爱美女子的青睐。高跟鞋是时尚的象征，它可以拉长身体线条，尽显女性的曲线风采。但是，时尚的背后也有隐忧。

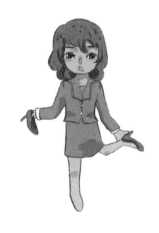

穿上高跟鞋后，人体的重心过度前移，全身的重量集中压在前脚掌上，使脚尖的负重增大。它不仅影响关节的灵活性，而且还很容易诱发脚趾外翻、拇囊炎、锤状趾等疾病。严重者可能诱发平足症或痉挛性足痛，导致行走困难。

这些病变除了会引起足部、腿部疼痛、麻木等不适，也会增加下肢肌肉的疲劳感，严重者还容易引起脊椎病痛。

穿高跟鞋的同时，提高了身体的重心，使腰背肌处于紧张状态。为防止身体前倾，女性必须让膝盖弯曲或是后倾上半身，才能保持身体平衡。这时，腰部自然会向后仰，从而导致骨盆前倾，脊柱的弯曲度加大，极易损伤腰椎和颈椎。

尤其是穿 5 厘米以上的高跟鞋后，人体负重力线大大改变。如果身体特意向后仰，反而会让原本就已经呈现前弯状态的腰椎更不自然地向前突出，给腰部带来更大的负担。长期下去，腰背肌容易发生腰肌劳损，引起腰痛。日积月累，必然会诱发肩、颈、腰等部位的疼痛麻木，而这正是脊椎病变的前期症状。

　　建议大家少穿高跟鞋，尤其是腰痛患者更要尽量避免。除了社交、礼仪等特定情况下，平时还是选择一般的布鞋为好。鞋跟高度最好在3~5厘米，鞋底呈斜坡状为宜。

单肩包也会招来颈椎病？

正确答案

经常单肩挎包，尤其长期背负较重的背包时，可能会导致"挎包型颈椎病"。

警惕"挎包型颈椎病"

大街上随处可见挎着单肩包的女性朋友。它简约时尚，对广大上班族来说必不可少，不仅可以容纳日常用品，还可以起到装饰的作用。然而，单肩挎包看起来精美别致，实际上，对于人体来说，却仿佛一个"定时炸弹"，会带来诸多健康隐患。

医学研究表明，经常单肩挎包，尤其长期背负较重的背包时，可能会导致"挎包型颈椎病"。

简单来说，单肩包使得人体只用一侧肩膀来承担整个包的重量。为了不让肩带下滑，人们往往下意识地耸起肩膀来稳住挎包。这个小小的动作，会使肩背肌肉处于紧张收缩的状态，时间长了就会引起肩背酸痛。长时间单肩挎包，还会过度牵扯颈部肌肉，容易引发肌肉损伤，诱发颈椎病。

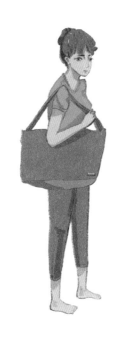

正确的背包方法

首先，包的重量不宜过大，单侧肩膀的背包时间不宜超过半小时。最好两肩每 20 分钟轮换一次，让肩膀和脊椎能够均衡受力。

其次，肩带不能太细，越宽越好，这样可以分散包对肩膀的压力。而且，单肩包斜跨更有利于身体健康。这样重力会被分解，不会集中在肩膀部位。平常最好有不同款式的背包，可以交替使用。

再次，最好选择一款舒适的双肩背包，既负重均衡，又方便携带。

要想真正避免由单肩包引发的健康问题，最重要的还是要养成良好的生活习惯，改正引起肩背痛的不良姿势。特别是一些需要长期伏案工作或经常用电脑的朋友，更要注意加强运动和锻炼。

健康10问

干家务活也会导致腰痛？

正确答案

姿势不正确、不注意家务活的细节，也会受到腰痛的困扰。要选择高度合适的料理台，并配合自己的身高调整吸尘器和扫把柄的长度，让它们来适合你。

做饭、扫地、晾衣服，调整高度变轻松

许多人家里的料理台都不适合自己的身高。这样一来，身材较高的人势必向前倾，而较矮的人上半身就会向后仰。弯腰向前的动作对腰部的负担最重，向后仰也会让腰部承受不小的负担。

面对这种情况，我们应该就近采取补救措施。如果料理台太高，就在地上摆个踏台，以便站上去做家务；如果料理台太低，可以在脚下放一个约与砖块等高的踏台，左右脚轮流踩放。此外，您也可以在旁边准备一把椅子，坐着处理家务。

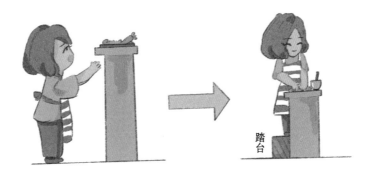

踏台

另外，由于吸尘器管子较短，许多人经常弯腰清洁地面，这样很不利于腰身的健康。我们可以去大卖场购买合适的延长管接上，这样才能在挺

直身体的姿势下使用吸尘器。同样，也要调整拖把和扫把的长度，直起腰进行清洁地板的工作。

擦窗户或地板时，应尽量避免拉背或弯腰的动作，进行高处作业时可以选择垫个踏台，擦地或拖地则可以坐着进行。

晒衣服时，许多人的习惯是弯下腰拿起洗好的衣物，再伸直脊背将衣物晾在竿上。这样的动作反复多次，容易造成腰部疲劳。你可以将洗好的衣物放在椅子上或其他稍高的地方，也可以将晾衣架的位置调低一点儿，使身体不必弯腰或拉直就能作业，如此简单的举措便可以轻松减轻腰部的负担。

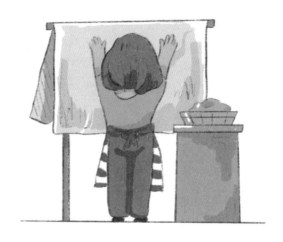

健康 11 问

上班族如何远离颈腰疾病?

正确答案

保持正确的办公姿势,合理调整自己的座椅高度。健康午睡,多动动脖子、伸伸懒腰,避免长期伏案工作。

低头办公当心颈椎病

人们都有过这样一种体验:低头时间过长,就会出现脖子酸困、疼痛,视力模糊,肩膀沉重,胳膊串麻、串痛等症状。如果把头后仰靠在沙发或椅背上放松一会儿,或者自己用手指揉按脖子两侧的肌肉几分钟,症状便会得到缓解。

时下,颈椎病越来越常见,尤其多发在那些长期伏案工作的办公族身上。相较其他职业群体而言,办公族往往工作压力更大,低头工作的时间也更长,出现颈腰疾病的概率也就更高。

王女士担任公司的会计,平常工作繁忙,公司所有账目都需要她亲自审核。因此,上班时间她总是低头伏案,经常一埋头就是一整天,年终月末还得加班。久而久之,她的颈椎和腰椎就都出现了问题。每到脖子僵直、腰痛难忍时,王女士就不得不请假回家休息。

像王女士这样的病例很多。颈部结构相当脆弱,一般人很少注意预防和保护。长时间保持一个姿势看电脑、学习等,都会增加颈椎负荷,引起各种不适现象。那些长期从事低头工作或特殊职业的人更要提高警惕,如教师、编辑、会计、作家、打字员、牙科医生,或者电焊工、车工、钳工、刺绣工、雕刻工等,都可能成为颈椎病或腰椎病的光顾对象。

低头办公一族为何成为颈椎病的"新宠"？主要原因就是姿势不正确。除了长期伏案工作、坐姿不对之外，经常歪着脖子打电话也是一个新的诱发因素。

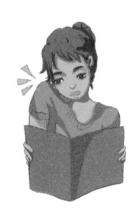

每当电话铃声响起的时候，上班族因为手头忙，所以会直接歪着脖子一边讲电话，一边忙工作。歪着脖子打电话，会让颈椎处于一种非正常状态。时间长了不但会造成颈椎酸痛，还会压迫颈部动脉，使颈部到脑部的血液循环受阻，脑部功能失调，严重者甚至引发轻微中风。

趴着午睡当心脊椎变形

逐渐加快的生活节奏和压力让很多上班族都有晚睡的习惯。这样很容易导致睡眠不足，第二天上班昏昏沉沉。长此以往，不仅对自己的身体不好，还会影响工作质量。尤其是午饭后，他们便喜欢顺势趴在办公桌上休息，来缓解上班的疲惫和紧张感。午休姿势不外乎这么几种，要么右侧头，要么左歪头，要么把额头枕在小臂上，甚至还有人用手当枕头。殊不知，这些姿势都是潜在的健康杀手。

伏案而眠时，我们往往会选择一个感觉比较舒服的姿势来睡，这样椎间盘就会受到不正常方向的压力，天长日久，脊椎就会变形，容易损伤挤压神经，也最易导致神经根型颈椎病。尤其是以手当枕头的睡姿，更会使眼球受压，影响呼吸和视力。

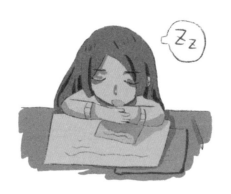

即使趴着睡觉的时间很短，也可能会诱发一些突发性的颈腰类疾病。很多人午休后最明显的感觉是脖子僵硬，手臂麻木无力。如果症状变重且影响到日常工作时，就要引起警惕了。人在入睡后心率会逐渐减慢，流经各组织的血液速度也相对变慢，流入大脑的血液会比平时减少。午饭后较多的血液要进入胃肠道，帮助消化，趴睡会加重脑部的缺血，最终导致头晕、耳鸣、腿软脚麻等症状。

午休最好的方式是更衣卧床而睡，以侧睡半小时为佳，时间不宜过多也不宜过短。而且午休不宜断断续续，最好持之以恒。近年来有科学家考证，饭前休息比饭后更能避免四肢酸软，保障休息的质量。但一般来说，最好饭后隔半个小时左右再开始休息，切莫刚吃饱了倒头就睡。但是，即使是短暂休息，也要保持正确的睡姿，当心脊椎变形。

伸伸懒腰：小动作有大健康

伸懒腰，这一看似平常、轻而易举的小动作，对腰椎却十分有利。

经常有人说"懒人伸懒腰"，将伸懒腰视为一种十分不雅观的动作。其实，这是一种偏见，也是非常不科学的说法。殊不知，伸懒腰这一小动作里深藏着有关健康的大智慧。

伸懒腰时，人体会自然双手上举、肋骨上拉、胸腔扩大，保持深呼吸的姿势，使膈肌活动加强，以此来牵动全身，并引发大部分肌肉收缩，从而把瘀滞沉积的血液赶回心脏，达到加速血液循环的目的。

伸懒腰看似容易，但想要做好也不容易，它的姿势是伸直颈部、抬高双臂、呼吸扩胸、身体后仰、伸展腰部，这种方法能活动关节、松散脊柱，非常有益于健康。

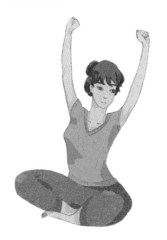

对于电脑族、学生族、上班族等脑力劳动者来说，经常伸懒腰，可以使颈部血管的血液输送更加舒畅，让大脑得到充足的营养；同时使全身神经、肌肉得以舒展，促进机体新陈代谢；常伸懒腰还能防止腰肌劳损，及时纠正脊柱过度向前弯曲的状态，保持完美体型。

长时间开车如何避免腰痛？

正确答案

保持正确的车内坐姿，合理调整座椅与方向盘的距离。并且要抽空多活动，避免坐出腰痛病。

开车坐姿是关键

现在，腰椎病几乎成了上班人群的通病。随着私家车的增多，开车不仅仅是享受方便和乐趣的一种方式了，长时间开车也成为腰痛的几大诱因之一。

长时间保持一种姿势坐着，很容易因肌肉僵持、疲劳而引发各种腰椎问题。对开车族而言，坐姿不宜太过前倾或者后靠，而它的关键正是座椅的位置与椅背的角度。

座椅的位置应该按照自己的身高、臂长进行合理调整。当坐到座椅的最深处时能挺直脊背，并在双手握住方向盘时两肘能略弯曲，同时双脚能轻松伸直踩在踏板的位置。否则，不良姿势除了引发腰痛和肩膀酸痛，甚至还会成为车祸的肇因。

椅背的角度应调整到90~100度，也就是比直角稍微向后倾的位置。如果因为贪图舒服而将座椅太向后靠，或是太向前倾，都会给腰部造成极大的负担。

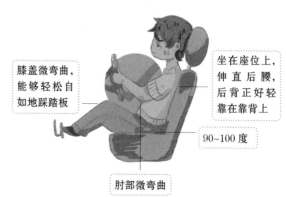

膝盖微弯曲，能够轻松自如地踩踏板

坐在座位上，伸直后腰，后背正好轻靠在靠背上

90~100度

肘部微弯曲

适当活动，缓解腰部疲劳

司机长期保持同一姿势，尤其是处于颠簸状态时，腰椎间盘承受的压力比较大，有人测定其为 50 千帕；而当踩离合器时，压力增加到 100 千帕。长期、反复的椎间盘压力增高，可加速椎间盘退变或突出。

现在的座椅通常都是依据人体工学来设计，对腰部的负担会比以前减轻不少。即使如此，座椅的保护效果仍然有限。所以，若是长时间开车而得不到适当的休息，或是保持不良的开车姿势，座椅再理想也于事无补。尤其是新手开车，往往经验不足，精神紧张，会下意识地保持固定的姿势，使颈腰椎无法保持放松的状态。

开车族如果姿势不当或者长期保持姿势不变，就很容易给腰部增加压力，导致腰酸背痛等症状，这也就是俗称的"车子腰"。久坐不仅会伤颈伤腰，还有可能会伤身伤神。

如果必须长时间开车，最好每小时休息 1 次，可以到车外做做伸展运动。这样既能避免腰部问题，也能缓解疲劳驾驶。如果有条件可以轮流驾驶，最好每小时换 1 次。

需要提醒大家一点，肌力不足往往是招致腰痛的主要原因之一。所以，在等待红绿灯时，你可以在拉上手刹后，一边注意前方，一边屈身前倾或是稍微左右转身动动，这些小动作能够缓和因驾车而紧绷的肌肉，缓解身体的疲劳。

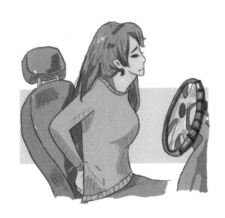

第五章 正确治疗，告别颈腰疾病

治疗颈腰疾病，疗法很重要。

治疗颈腰疾病的方法有很多，主要分为保守治疗和手术治疗两大类。

本章将为患者介绍一些颈腰疾病的治疗方案。

颈椎病保守治疗：选对了，最关键

颈椎病的类型较为复杂，不同类型的颈椎病治疗方案有所不同，但所有的颈椎病的治疗原则基本上相同，分为保守治疗（非手术疗法，也称中西医结合综合疗法）和手术治疗两大类。

其中，保守治疗是治疗颈椎病的最基本疗法，具体包括颈托保护、颈椎牵引、理疗、推拿、针灸、拔罐、药物治疗等方法。保守治疗具有花钱少、见效快的特点，大多数颈椎病患者可以通过保守治疗取得良好疗效。

围领、颈托——颈椎病康复的法宝

在生活中经常会看到有人脖子上戴着围领或颈托，很多人对此不以为然，因为它们不但造型难看，而且会影响颈部活动。殊不知，围领和颈托其实是保护颈椎的两大法宝。

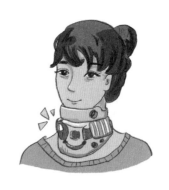

颈椎病患者一般不需要固定颈部，但特殊情况下为了更好地保护颈椎，他们需要使用工具把它固定起来。这样既可以避免颈椎过度活动，使其后方的肌肉得到休息，也有利于组织水肿的消退，防止复发。

围领和颈托是常用的颈部固定工具，一般由纸板、皮革、塑料和石膏制成，主要适用于以下几种情况。

1	2	3	4
颈椎病急性发作期患者。	患者经手法整脊治疗后，患病的颈椎还不够稳定者。	部分颈椎椎管明显狭窄所致的脊髓型颈椎病患者。	颈椎病手术后患者。

这里特别提醒大家，这类工具虽然可以有效治疗颈椎病，但长期使用会导致颈项部肌肉萎缩，关节僵硬。所以佩戴时间不要过久，且在使用期间要常进行医疗体育锻炼。病情稳定后，要及时去除颈托，逐渐加强颈部肌肉的活动和恢复。

推拿按摩——最常用的保守治疗

推拿按摩疗法是治疗颈椎病的常见方法。推拿医师在治疗颈椎病时，不仅要有熟练的推拿技巧，还要有扎实的理论研究，这样才能诊断明确，手到病除。

现代医学证明，推拿按摩手法可引起人体组织的生理反应，通过神经反射与体液调节，达到治疗目的。另外，推拿还能促进毛细血管扩张，改善软组织局部血液循环，消除水肿，使受损组织得到充足养分，促进颈椎恢复平衡。

推拿时，患者一般采用坐位治疗，症状较重、体质较弱或年龄较大者最好进行卧位治疗。

推拿治疗应隔天进行，给颈部以充足的自我修复时间。每次治疗为20分钟左右，10次1个疗程。1个疗程后，可以休息3~5天。一般情况下，最好在上午进行治疗，因为经过夜间的休息，颈背部的肌肉处于相对放松状态，有利于增强按摩的效果。

具体来说，推拿主要有以下治疗作用。

1	**2**	**3**	**4**
疏经通络，活血散瘀，缓解疼痛和麻木。	迅速缓解肌肉痉挛，松解粘连，恢复肌肉弹性，增加脑部供血。	整复颈椎关节错位，增大椎间隙，恢复颈椎曲度，改善颈椎活动范围。	松解神经根粘连，缓解神经压迫所致的炎性水肿。

颈椎病急性期或急性发作期不宜使用推拿按摩法，否则会加重神经根部的炎症和水肿。尤其伴有颈椎骨折、骨关节结构紊乱、椎间盘巨大突出、骨结核、骨肿瘤、重度老年性骨质疏松症、颈椎畸形等病症的患者，切记不可随便推拿，否则极易破坏骨质，加重病症，严重者可导致截瘫。

动动手指，学习推拿手法

1. 手握空拳，用滚法松解颈项部，从风池至肩井，从风府至大椎一线，反复滚揉局部颈夹肌、冈上肌、斜方肌等痉挛僵硬的肌肉，使其放松、柔软。

2. 按揉颈项部两侧大筋，由上而下数遍，弹拨条索、结节、包块、增厚等阳性反应点，使之有酸胀痛感。

3. 反复拿揉颈项，分别拿揉风池、肩井穴各1分钟。

4. 由轻到重按揉百会、太阳、风府、大椎、缺盆、天宗、肩贞、肩髃、曲池、内关、合谷。

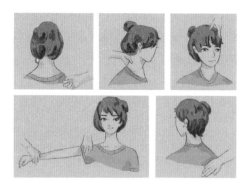

5. 沿肱二头肌内侧沟拨络，即拨腋下臂丛神经，瞬间产生沿臂丛神经走向的放电样的气感，以 5~7 次为宜。

6. 在颈肩背部叩击拍打，以理顺筋骨气血。

当心"按摩"陷阱

如今，为了迎合消费者的需求，城市里按摩、踩背、泡脚等场所随处可见，许多人热衷于到这些地方消遣。殊不知，胡乱"按摩"往往后患无穷，一不小心就会掉进陷阱。

杨先生就曾遭遇过这样的事情。他最近常觉脖子酸痛，但一直没去医院检查。这次从南方到北方出差，因旅途劳累，再加上北方天气寒冷，脖子又疼起来了，还伴有上肢酸胀麻木症状。到医院检查后，医生说他颈椎出了问题，建议他做按摩和牵引治疗。杨先生认为这算不上大病，就没在医院治，而是去洗浴中心找了个按摩师。做按摩的小伙子很卖力，又是揉又是按，还连牵带扭，放松手法之后紧接着来个斜扳手法，结果"啪"的一声，杨先生感觉颈椎剧烈疼痛，上肢像过电一样，顿时动弹不得。第二天到医院做 X 线检查，被诊断为颈椎病急性神经根炎。医生告诉杨先生，他的病是因为颈椎受到暴力刺激所致。

按摩作为中医的专业治疗方法，按摩操作者必须掌握生理、病理以及神经、肌肉等相关的解剖知识。而很多所谓的"按摩师"并不专业，没有任何医学知识。在医院里经常会遇到一些与杨先生同样遭遇的患者，这都是粗暴的"按摩师"惹的祸。

人的颈部比较脆弱，脊髓、椎动脉都从这里通过。非专业人员未经专业培训，按摩手法不规范，经常会用力过猛或动作不协调。尤其在做颈部的旋转和斜扳手法时，力道不对很容易造成患者颈部骨折或脱位，严重者甚至会损伤脊髓，导致高位截瘫。

因此，提醒大家注意的是，若颈部感觉不适，应该到正规医院做检查，千万不要找所谓的按摩师、推拿师、整脊师做按摩。

颈椎牵引

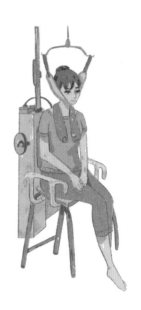

在医院的骨科治疗室和理疗科，经常会看到患者头部被带子吊起来做治疗。这就是颈椎病非手术疗法中最主要的一种方法——颈椎牵引。

除了脊髓型颈椎病，颈椎牵引对神经根型、椎动脉型、颈型和混合型颈椎病，都有比较好的效果。有研究报告显示，单纯接受颈椎牵引治疗的患者中，获得痊愈者占半数以上，疗效明显者达到 15% 以上。

颈椎牵引的治疗作用一般通过以下几方面来实现。

1
牵引制动，固定颈部，保持正常的颈椎姿势。

2
缓解颈部肌肉痉挛，使已经水肿的神经根得到充分的休息，促进水肿的吸收，改变和恢复神经根的位置。

3
增大椎间孔、椎间隙，减少对椎间盘的压力，减轻对神经根及椎动脉的压迫和刺激。

4
舒展被扭曲的椎动脉，从而改善对大脑的供血状况及钩椎关节与神经根间的位置关系，以缓解症状。

5
缓解椎间盘组织和骨赘向周缘外突所产生的压迫，并使后纵韧带紧张，有利于外突髓核的复位。

颈椎牵引方法分为坐位牵引及卧位牵引两种，目前多采用颈椎牵引治疗仪，用枕颌布带法进行治疗。

坐位牵引时，患者端坐在牵引架下，两手放在膝盖上，系好枕颌布带，开始牵引。

卧位牵引时，患者仰卧在床上，颈部垫一个薄枕，套上枕颌布带，抬高床头 20 厘米，牵引绳通过床头牵引架上的滑轮，另一端接上牵引重量。

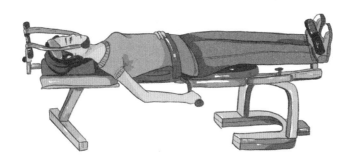

坐位牵引在牵引治疗中应用较多，仰卧位牵引则更为舒适。仰卧位牵引能减轻牵引过程中的不良症状，适用于年龄较大、体质较弱或患有心脑血管等疾病的患者。

一般来说，颈椎牵引必须掌握好牵引的方向、重量和时间三大要素。这三大要素直接决定了牵引疗效的好坏。

牵引的角度依病情而定。角度小，作用力主要在颈椎上部；角度大，作用力主要在颈椎下部。

牵引重量的大小，由患者的体质、病情决定。一般牵引重量从 3~4 千克开始，如果没有不良反应可逐渐增加到 5 千克，直到出现最佳牵引效果，但最多不能超过 10 千克。

一般来说，牵引频度与疗程为：每日牵引 1 次，10 次为 1 个疗程，可持续 2 个疗程直至症状基本消除。

热敷疗法

热敷法是人们常用的自我调治慢性伤痛的方法之一。这一疗法适用于治疗各型颈椎病，十分简便、有效，只需要利用热水袋、热毛巾便可在家进行，受到患者广泛欢迎。

热敷法的操作原理为：将发热的物体放置于患者患处或身体某一特定部位（如穴位），直接提升患处的温度来达到调治疾病的目的。

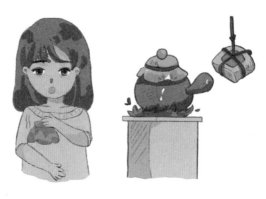

　　热敷法能扩张局部毛细血管，加速血液循环，具有活血化瘀、祛寒除湿、减轻疼痛、消除疲劳等作用。颈椎病患者通过适当的热敷，可解除颈项部肌肉痉挛，改善和缓解颈肩部位的疼痛。

💡 **沙热敷法**
　　取适量的细沙，放在铁锅内炒热，用布包裹后，趁热敷于患者颈肩背部，以舒适为宜。通常每次热敷 15~20 分钟，每日 1~2 次。

💡 **中药热熨法**
　　中药热熨法是指选用具有温经、散寒、行气、活血、止痛作用的中药，将其加热后熨敷于局部，借助热力以治疗疾病的方法。

　　下面介绍几个常用的中药处方。

处方 1

【配方】当归、白附子、白僵蚕各 30 克，全蝎 10 克，细辛 5 克，白酒适量。

【方法】将上述药材分别研碎，搅拌混匀后放入锅中，炒至烫手时烹上白酒，再稍炒片刻，装入布袋中，热熨颈项部，凉后可再次加热。通常每次热熨 20~30 分钟，每日 2 次。

处方 2

【配方】透骨草、当归各 30 克，牡丹皮、红花、独活各 20 克，晚蚕沙 200 克。

【方法】将透骨草、当归、牡丹皮、红花、独活分别研碎，与晚蚕沙混匀后一同装入布袋中，用旺火蒸热后取出，热敷颈项部。可用一个药袋反复进行，也可备两个药袋交替使用。通常每次热敷 20~30 分钟，每日热熨 1~2 次。

处方 3

【配方】伸筋草、透骨草、桂枝、桑枝、五加皮、海桐皮各 20 克。

【方法】将上述药材装入布袋，放入锅中煎煮，用时旺火蒸热，趁热将药袋放在颈项部来回热熨，通常每次热熨 20~30 分钟，每日热敷 1~2 次。

处方 4

【配方】当归、川芎、白芍各 50 克，红花 20 克，桂枝、菊花各 15 克，米醋适量。

【方法】将上述药材分别研碎一同放入锅中，用旺火翻炒至烫手时，烹上米醋再稍炒片刻，装入布袋中，热熨颈项部，凉后可再加热。通常每次热熨 20~30 分钟，每日热敷 1~2 次。

处方 5

【配方】小茴香 30 克，晚蚕沙 200 克，食盐 100 克，白酒适量。

【方法】将小茴香、晚蚕沙、食盐一同放入锅中，用旺火翻炒至烫手时，烹上白酒再稍炒片刻，装入布袋中，热熨颈项部，凉后可再加热。通常每次热熨 20~30 分钟，每日热敷 1~2 次。

需要注意的是，颈椎病急性期不宜热敷治疗，有皮肤破损、湿疹等患者更要忌用热敷疗法。使用热敷疗法的关键虽然在于"热"，但应注意保持适宜的温度，以免烫伤皮肤。热敷结束后，应立即擦干皮肤，注意保暖，防止局部风寒再次侵袭和受凉感冒。

艾灸治疗有讲究

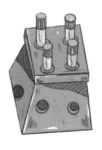

艾灸疗法是利用艾叶制成艾绒，用各种不同的方法加以燃烧，直接或间接地对相关穴位施以温热刺激，通过经络传导来达到治病和保健的目的。

从中医角度来讲，颈椎病是因寒湿侵袭，经络痹阻不通，气血运行不畅所致。艾灸疗法的温和热力以及艾叶的药性能穿透皮肤直达人体内部，以达到温经通络、祛风散寒、消瘀散结的作用。

现代医学认为，艾灸的温热作用可以缓解颈椎肌肉痉挛，改善椎动脉的血管痉挛状态，调节血流速度，从而改善脑部及颈部的供血状况。

常用的穴位有百会、风池、颈夹脊、大椎、肩井、合谷、列缺、后溪等，治疗时每次选穴 2~3 个。穴位可依次交替使用。

艾灸前可以先用鲜姜片涂擦施灸穴位周围，然后用点燃的艾条找准穴位，在距离皮肤 2~3 厘米处，采用回旋灸（每一个穴位顺、逆时针方向旋转施灸 36 次，以引动穴位经气运转）或雀啄灸（像鸟雀啄食一样，上下移动灸条）。以皮肤微红、温热不痛为度，进行 20~30 分钟。在家中为了方便，可以把点燃的艾绒或艾条放在灸箱或灸盒中，固定在颈肩等穴位处施行灸疗，以自我感觉舒适为准。

艾灸每日 1 次，10 次为 1 个疗程。在治疗过程中，如果出现烦躁口渴、舌红苔黄、大便干燥等上火症状，应适当休息 3~5 天再行治疗，期间应多喝水，注意清淡饮食。

拔罐疗法不可忽视

还记得游泳世界冠军"飞鱼"迈克尔·菲尔普斯吗？还记得他肩胛上的火罐红印吗？

拔罐疗法是中医传统疗法之一，该疗法以罐（常用的有玻璃罐、陶罐、竹罐等）为工具，通常利用燃烧或抽吸的方法形成罐内负压，快速吸附于人体体表，产生良性刺激，可以祛风散寒、行气导滞、调理气血、解痉止痛，达到调整机体功能、治疗疾病的目的。

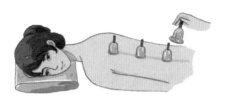

"罐"作为传统的治疗用具，它既可以扣在皮肤表面不移动（留罐），也可以吸附在皮肤上沿经脉滑动（走罐），还可以吸附在身体表面进行闪、

摇、抖、振、提等多种动作。拔罐通过空气的负压抽吸作用，对机体的功能起着平衡与调节的作用。

💧 留罐法

首先，取坐位或俯卧位，头稍低，充分暴露颈肩背需要拔罐的部位。以镊子夹住含少量乙醇（95%）的棉球，将棉球点燃后立即伸入罐内，摇晃数圈后快速退出，迅速将罐叩在身体表面，留置5~10分钟，然后轻巧地取下罐子。这是传统的闪火拔罐法，强调动作必须协调迅捷。现在还有一种抽气真空罐，不再使用明火来造成负压，使用起来安全简便，很适合家庭备用。

留罐后，一般会在操作部位留下一个清晰的印迹（瘀斑），日后会自行退去，不会对人体带来任何伤害。但是，切记不要强力留罐太久，否则容易造成局部皮肤起疱破损；也要避免用火操作不当，烫伤皮肤。

为了加强拔罐的效果，还可以在留罐的过程中摇罐、抖罐3遍，以柔筋止痛、激发气血，但动作应轻柔和缓，勿使罐子漏气脱落。

拔罐的部位通常位于颈夹脊，大椎、双侧肩胛骨内上角，双侧肩井等处，每3天1次，5次1个疗程。

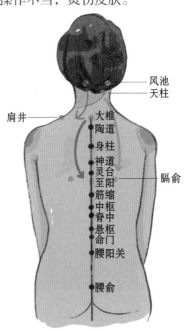

风池
天柱
肩井
大椎
陶道
身柱
神道
灵台
至阳
膈俞
筋缩
中枢
中脊
悬枢
命门
腰阳关
腰俞

💧 走罐法

将石蜡油作为润滑剂涂抹在患处，用上述方法使罐子紧密吸附在颈部，双手握住罐体，循经在皮肤表面沿3条线拉动，即为循经走罐法。这3条线分别如下。

1 督脉，从风府穴经大椎穴到至阳穴。

2 足太阳膀胱经，从天柱穴到膈俞穴。

3 足少阳胆经，从风池穴到肩井穴。

走罐时，沿经络向下重压轻拉，注意防止罐子漏气松脱，依次由中间向两侧，沿着颈背经络反复走罐 5~10 次。第一次走罐后，皮肤即开始出现红色皮下瘀点，随着次数增多，皮肤颜色会逐渐加深变紫。一般每周可以治疗 1 次，每次不超过 10 分钟，5 次为 1 个疗程。

康复药枕做辅助

药枕是用天然的中草药磨成粗末制作而成，气味芬芳，渗透性强，有活血止痛、祛风活络的作用。

药枕通过合理的结构调节，使头部和躯干形成双向牵引力，在睡眠过程中长时间地牵引颈椎，有助于缓解颈部肌肉痉挛，调整椎体的序列。同时，枕中的药物怡神醒脑，可驱除邪气，有益身心。

药枕的制作很简单，可以按照以下方法自行制作。

> 薄荷、荆芥、紫苏、艾叶、葛根、羌活、威灵仙、伸筋草、当归、白芷、木香各 50 克；细辛、丁香、桂枝、木瓜、防风、川芎、干姜、肉桂、川乌、红花各 30 克；将药物全部研碎，装入布袋中，将药袋平放在枕芯上面，罩上棉布枕套即成。

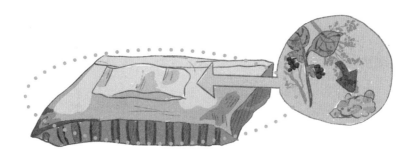

药枕疗法只适用于轻型颈椎病患者，对于重症患者来说只能作为辅助治疗手段。在使用药枕的同时，还应注意与针灸、按摩、牵引、运动等方法配合，以提高临床疗效。

这里需要提醒大家的是，妊娠或哺乳期女性及对药物过敏者尽量不要使用药枕。

中医治疗颈椎病

中医经历了几千年的实践，留下来大量的医学文献。其中包含与颈椎病临床表现有关的多种理论和治疗方法。

根据颈椎病的发病原因及临床表现，中医一般将其分为以下几种类型。

1 风寒湿痹、经络受阻型

由于风、寒、湿3种外邪侵袭人体、流注经络，导致气血运行不畅，就会引起肢体关节疼痛、酸麻及屈伸不利等。它包括大部分神经根型颈椎病和脊髓型颈椎病的症状和体征。

2 肝肾亏损、气血不足型

久病体虚后，肝血不足，肾精亏损，经脉失于濡养，以致肢体筋肉弛缓，手足痿软无力。这包括椎动脉型、神经根型和脊髓型颈椎病的大部分症状。

3 痰湿凝阻、经络瘀滞型

由于痰湿凝阻引起的证候相当广泛，上逆头部多见眩晕，阻于四肢，多见四肢麻木，风痰还可引起呕吐、头晕、突然跌倒、四肢麻木，寒痰可引起骨痹刺痛、四肢不举、厥冷等。这包括椎动脉型、交感型颈椎病的许多症状。

4 血瘀气滞、筋伤骨错型

由于闪挫所致的筋络、筋膜、肌肉等软组织受伤（包括急、慢性损伤）以及关节错位造成的症状，即所谓"筋出槽、骨错缝"，出现肩背、肢体疼痛等表现。

常见的中药治疗方法有很多，如治疗颈型颈椎病的葛根汤，治疗神经根型颈椎病的黄芪桂枝五物汤，治疗椎动脉型颈椎病的半夏白术天麻汤，治疗脊髓型颈椎病的圣愈汤、补阳还五汤等。医生应该根据每个人的具体症状，辨证论治。

腰椎病保守治疗：慢慢来，才更快

腰肌劳损、腰椎间盘突出症、腰椎管狭窄等大多数腰椎疾病都是慢性病，治疗过程都比较长，患者应做好持之以恒进行系统治疗的心理准备。大多数腰椎疾病经过长期的保守治疗，都能得到好转或者痊愈。那么，究竟什么情况适合保守治疗？在这里给大家做一个总结。

1

腰腿痛初次发作或发作次数不多，病史较短者。

2

病史虽长，常表现为间歇性发作，腰腿痛与气候变化、劳累等因素相关，但临床症状和体征较轻者。

3

尽管腰腿痛症状明显，但经卧床休息症状尚能减轻，以及没有经过系统保守治疗者。

4

影像学检查突出物没有占据椎管矢状径的 1/3~2/3，没有马尾神经及运动功能损害者。

5

伴有严重的心血管疾病、糖尿病等不宜手术者或不同意手术者。

只有慢慢来，腰椎病才会好得更快。接下来给大家简要介绍几种腰椎病保守疗法。

休息疗法

休息疗法是治疗腰椎病，特别是腰椎间盘突出症患者常用的、最基本的治疗措施，适当的休息会起到事半功倍的效果。

急性期患者应卧硬板床、垫软枕休息 3~4 周，可以仰卧、侧卧、翻身或俯卧，但避免起坐或下床（包括吃饭、大小便）。卧硬板床、垫软枕可以使腰部得到充分放松休息，同时可用中药热敷做辅助，每天 2 次，每次 30 分钟，以松弛肌肉，改善血液循环，消肿止痛。

但是，休息时间过久，特别是长时间卧床也可能导致肌肉萎缩，使腰椎的稳定性下降，对腰痛的治疗更为不利。所以，对一般慢性腰痛患者，只需要避免负重、过多弯腰及某些特殊动作，并进行适宜的腰肌功能锻炼，而不强调长时间卧床休息。

骨盆牵引疗法

和颈椎牵引原理一样，骨盆牵引疗法在治疗腰椎病方面疗效显著。

骨盆牵引最好到医院进行，也可以在家里完成。患者应仰卧硬板床，床脚抬高，腰椎两侧分别用 10~15 千克重量牵引，每日 1~2 次，每次 1 小时，连续牵引 3~4 周。

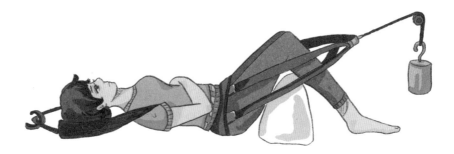

这一疗法可以减少椎间盘内压，扩大椎管容量，减轻神经根受到的压迫，从而缓解疼痛。但是，牵引通常只能缓解症状，病情较为严重者不适宜用此方法。

推拿是治疗颈腰疾病较为常用的一种疗法，它的特点是：方便、舒适有效、并发症少。

腰椎推拿可采用揉、滚、按压、捏、拿、摇等方法，具体操作方法为：用双手拇指和手掌自肩部起，循脊柱两侧的足太阳膀胱经路线自上而下，揉摩脊筋，过承扶穴后改用揉捏，下至殷门、委中而过承山穴，重复 3 次。

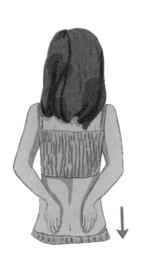

当然，上述方法较为专业，很多患者会问：推拿的效果这么好，我们能不能通过自我按摩来治疗？答案是肯定的。这里介绍一些自我按摩的小方法。

考虑到按摩时，手部用力容易造成损伤，可以选择一些器具做辅助，如网球、按摩棍等。

每天自我按摩腰部。两手掌对搓，至手心热后，分别放至腰部两侧，上下按摩腰部，至有热感为止。早晚各 1 次，每次约 200 下。

揉腰阳关 腰阳关为阳气通过之关，位于第 4 腰椎棘突下的凹陷中，按摩时手握拳，将食指掌指关节突起部放在腰阳关穴上，先顺时针再逆时针，各揉数十次。

按揉命门穴 命门为人体的生命之门，先天之根本，按揉此穴可以激活推动人体生命活动的原动力，起到温补肾阳、强腰壮脊的作用。命门穴在第 2 腰椎棘突下的凹陷中。可请家人帮助进行，顺、逆时针各按揉数十次。

揉腰眼穴 腰眼在第 4 腰椎棘突下凹陷旁开 3.5 寸（约 4 厘米），左右各一。中医认为，腰眼穴位于"带脉"（环绕腰部的经脉）之中。

肾喜温恶寒，常按摩腰眼处，能调和阴阳、畅达气血。每天按揉数十次，也可将双手对搓发热，紧按腰眼处，稍停片刻后用力向下搓至尾骨部位。这样可提高肌肉活性，对预防腰腿痛和腰椎间盘突出症有一定作用。

腰围辅助疗法

治疗颈椎病有围领、颈托这样的法宝，治疗腰椎病也有两大法宝——腰围和支持带。

腰围多用于腰部急性疼痛、腰椎间盘突出症急性期等辅助治疗，腰部制动可使受损的腰椎间盘获得局部休息，为患者康复创造良好的条件。

腰围的主要功能有三种：制动、保护和治疗。它是腰痛患者必备的腰部保护器具，能对腰椎活动进行必要的限制，加强腰椎的稳定性，巩固腰椎前期治疗的效果。同时，一些附加中药离子导入和磁疗效应疗法的腰围，还有舒筋活络、祛风除湿、活血止痛等疗效。

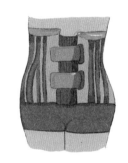

腰围的选择，在品种、规格、佩戴时间等方面均有讲究。

腰围的规格选择，应与患者的身高、腰围尺寸相匹配。过窄或者过短都不正确，一般应试戴30分钟左右，以舒适为宜。

腰围佩戴时间应与患者病情相适应。病情较轻的患者，可以间歇使用腰围；病情较重者，只要佩戴没有不适感，应坚持佩戴，不应随便取下。此外，症状消退后，应取下腰围，慢慢恢复腰部正常活动。一般来说，使用腰围的时间以3~6周为宜。

需要特别提醒大家注意的是，腰围虽然有一定治疗和保护作用，但也有一定的不良反应，如果长时间使用或使用不当都可能给腰部带来麻烦。因此，患者应该在医生的引导下，扬长避短，正确使用腰围，切勿疏忽大意。

腰下垫枕妙处多

前文"休息疗法"中曾提到急性期患者应卧硬板床、垫软枕休息3~4

周。在这里给大家详细讲讲腰下垫枕的好处。

很多腰椎病患者在经过理疗、药物等保守治疗后，疗效一度不错，但是没过多久，腰痛症状又开始严重起来，迟迟得不到缓解。这究竟是怎么回事？根据大量调查分析，是因为这些患者忘记了医生的反复叮嘱：回家后，千万要记住，一定要睡硬板床，还得在腰下垫一个软枕。结果，垫软枕被忽略，或者没有坚持垫，腰椎病长期保守治疗取得的疗效未能得到较好的巩固，前功尽弃，患者重新陷入腰痛困扰中。

腰下垫枕是巩固疗效的保障。腰下垫枕的好处主要有以下几点。

1
维持腰椎正常生理曲度，缓解腰背肌过度拉伸，使得腰椎和腰背肌得到充分休息，巩固已经取得的疗效。

2
软枕能使腰背肌处于松弛状态，改善局部血运，恢复腰背肌力，有利于劳损的腰背肌组织逐步得到修复。

3
促进椎体压缩骨折复位，使创伤性腰痛得到缓解。

4
牵拉增大椎间隙，降低椎间盘压力，进而缓解腰椎疼痛。

5
保证睡眠质量。哪怕是健康人也可以腰下垫枕睡眠，缓解腰背肌的疲劳，有百益而无一害。

腰下垫枕的方法：选择硬板床或硬席梦思床，取仰卧位，准备与肩同宽、厚度约 10 厘米的软枕，平时睡觉用的软枕即可，将其放在腰骶关节或腰下疼痛部位，调整至舒适。患者应坚持垫枕，刚开始可能有些不习惯，坚持 1 周后就能适应。腰下垫枕至少坚持 1 个月才会有效果，等到腰痛症状明显减轻或完全消失后，可以考虑撤去软枕。

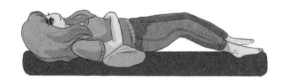

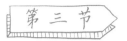

颈腰病手术治疗：开窗减压，融合固定

对于正规保守治疗无效的颈腰病患者，需要手术治疗才能痊愈。近年来，随着医疗手段和器械的进步，手术治疗获得了突破性的进展。

颈椎病手术疗法

如果你的颈椎病出现下述情况之一者，且全身情况允许，符合手术要求，则应及早考虑手术治疗，以免耽误病情。

1	2	3
症状十分严重，反复发作，影响生活和工作。正规保守治疗3个月以上无明显好转甚至持续加重者。	神经根型、脊髓型颈椎病，在 CT、MRI 等检查后，确诊椎管明显狭窄、脊髓受压或神经根受压明显的患者。	除持续疼痛外，受累神经出现肌力下降、肌肉萎缩等功能异常者。

手术方式的选择应根据患者体质、症状表现及影像学检查结果确定。临床上常用的颈椎病手术治疗有以下几种。

颈椎前路减压术

颈椎前路手术已被公认为治疗颈椎病较好的手术方式之一。该手术从颈前做切口进入（前路），将食道和气管拉向一边，即见到颈椎椎体，切除部分椎骨和椎间盘。

颈椎前路减压术不但可直接解除脊髓腹侧压迫，还可有效地恢复退变颈椎节段的高度，恢复颈椎的正常序列。其治疗原则是，解除来自前方椎间盘、韧带及骨赘对脊髓、神经、椎动脉的压迫，恢复椎间盘的高度，恢复和维持颈椎的生理前凸。

有报告显示，目前这项手术的疗效很好，优良率达到 79%~94%。

颈椎后路手术

后路手术适用于颈椎椎管有先天性或后天性狭窄，以及颈椎外伤后或后纵韧带骨化等引起脊髓病变者。该手术从后面项部做切口（后路），切开皮肤及皮下组织，主要进行椎板切除或椎管成形术，扩大椎管、增加椎管的容积，解除椎管狭窄，达到减压目的。

当然，为了维持颈椎减压以后颈段脊柱的稳定性，无论是颈椎前路还是颈椎后路，还都要进行内固定。

腰椎病手术疗法

临床实践证明，绝大多数腰椎间盘突出症患者都可以经非手术疗法治愈，只有 10% 左右的患者需手术治疗。一般而言，通过保守治疗无法根治的患者需要考虑手术治疗，手术治疗的情况有以下几种。

1	2	3	4
腰椎间盘突出症病史超过半年，经过严格的保守治疗无效，或保守治疗有效但经常复发且疼痛较重，仍然有明显的神经症状，严重影响生活和工作者。	巨大中央型突出或脱出间盘碎块进入椎管，形成对神经根及马尾神经广泛压迫，出现马鞍区感觉减退，大小便功能障碍，下肢肌肉瘫痪如足下垂等，应该尽快手术处理，不能拖延太久，以免造成不可逆的损害。	伴有椎管狭窄、腰椎滑脱等不适合保守治疗者。	急于恢复劳动能力而主动要求手术的中青年患者，可适当放宽手术指征。

下面给大家简单介绍两种基本的手术疗法和医疗器械。

🔘 手术别害怕，"导航"来帮你

大多数腰椎病患者，例如腰椎管狭窄症患者在走路时，经常会不自觉地弯腰，有什么办法能够扩大椎管，让腰椎管狭窄症患者"挺直腰杆做人"呢？

要想"挺直腰杆做人"，最能彻底解决问题的是手术治疗。就拿腰椎管狭窄症患者来说，一般出现中度以上症状就可以考虑手术治疗。手术治疗的目的是扩大椎管，松解压迫马尾神经及神经根的因素，同时摘除突出的椎间盘组织，使腰椎管重新恢复畅通。

就目前来讲，还没有一种能够扩大椎管的药物。中医所采用的针灸理疗、推拿按摩、中药内服外敷等，虽然有较好的疗效，但它并没有重新扩大已经狭窄的椎管，而是使椎管里的脊髓、神经消肿后所占的空间变小，椎管容积相对变大而已。

这时，患者不禁要问：做手术的风险高吗？可能导致瘫痪吗？到底还做不做手术呢？

事实上，对手术治疗风险的担心是多余的。目前，很多医院的脊柱外科水平已经有了大幅度的提高，特别是近来国际最先进的无线红外自动导航计算机系统的应用，可以实现"机器专家""指"向哪里，手术专家就"打"到哪里。

它可以通过类似"巡航导弹"的地形匹配卫星导航原理，使手术医生在术中获得一系列即时随动的三维技术结构图，并且能在精度 0.5 毫米以内虚拟显示手术器械所处的准确位置，从而使医生的操作在这名"机器专家"的指导下准确无误地进行，将手术的准确度由传统的 89%~90% 提高到 100%。

🔘 腰椎复位固定——安装"龙门吊"

很多腰椎病患者病变明显、症状较重，长期保守治疗无效，只能进行手术治疗。

比如腰椎滑脱程度较轻的患者，非手术疗法虽然不能使已经移位的椎体回到原来的解剖位置上去，但可以通过缓解局部肌肉紧张，改善局部血液循环，恢复椎骨间力学平衡，达到治疗目的。但针对腰椎滑脱重度患者，只能进行手术治疗。过去手术只是充分减压和脊椎融合固定，防止椎体进一步移位。由于缺乏对腰椎滑脱实施有效复位的技术和器械，一般手术效果都不够理想。现在，有一位教授把用于脊柱创伤治疗的 Dick 器械的设计思想引入腰椎滑脱的治疗，设计了具有撑开和提拉双重功能、用于中重度腰椎滑脱复位固定的医疗器械——"龙门吊"。

建筑所用的"龙门吊"是一种门式起重机，而这种腰椎手术器械正是采用门式起重机原理设计的新型医疗器械。即以滑脱相邻的上下椎弓根螺钉为支点，在撑开滑脱椎间隙的同时，通过中间提拉螺钉的强大拉力，可以对滑脱椎体进行提拉复位，在获得满意复位后，紧固器械中各个关节，从而达到治疗目的。

以前，腰椎滑脱患者做各种活动时，总担心腰椎会突然滑脱、移位严重，甚至担心会不会哪天突然瘫痪。现在有"龙门吊"在腰椎上拽着，这些担心都不再是问题。

第六章
坚持运动锻炼，远离颈腰病困扰

运动能促进新陈代谢，提高身体免疫力，还能减缓骨骼老化，强健筋骨。

养生保健，从颈腰开始。

每天坚持做运动体操，可以预防脊椎侧弯，缓解颈腰疾病。

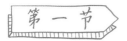

第 一 节

实用颈椎操，摆脱
颈椎病

对于颈椎病患者来说，选择适宜的运动体操既是一种治疗方法，也是一种极为重要的巩固疗效的手段。而且，运动锻炼从某种程度上来说比药物治疗效果更好。

清晨起床的颈椎操、广场舞中的颈椎操、办公室里的颈椎操，既简单又实用，只要坚持，你一定能摆脱颈椎困扰，获得健康。

体操 1　清晨起床的颈椎操

假如你每天清晨 6 点 40 分起床，那么请你将闹铃定在 6 点 30 分，利用这 10 分钟时间，做一下颈椎保健操。

取仰卧位，双臂平放床上，屈肘，然后将双手放于胸前。头转右侧，同时用力向前推动右肩。头转左侧，如法推动左肩，左右各 3~6 下。有肩周炎者可适当增加耸肩、摇肩等动作，并在锁骨上窝做痛点按压。

扫码看视频

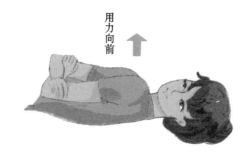

拿捏
后颈

扫码看视频

一手托头，另一手掌放在颈后部，用2、3、4指与掌部用力捏拿后颈。手指触及压痛或隆突的脊椎关节时，可多拿捏几次。左右两侧由上而下，由下而上往复2~3遍，至左右转颈均感舒适为止。

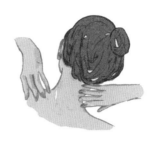

仰头
摇正

扫码看视频

取仰卧位，以右侧为例，左手托头后部，头向右转30度，右手掌托下颌部，右手各指指向右耳，右手用短促的力向上推下颌部，使头转向左上方，每次2~3下。双手换位，如法做左侧。如有头颈单侧麻痛的，应先做健侧，后做患侧。

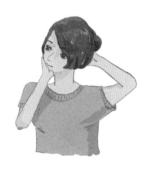

仰卧
挺胸

扫码看视频

取仰卧位，双手重叠托后颈部，双下肢伸直自然舒适，以头、臀部做支点将背部抬起离床，再放回床上。动作要自然，可酌情做10~100下。初练者每10下停1次，呼吸顺畅后继续练习。这种方法能提高脊柱稳定性，降低发病率。

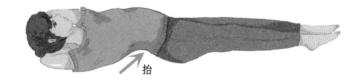

抬

以上四种方法可于每日晨起前练习1次，练熟后每次8~10分钟即可完成。初期每天1次，3个月后见效者可改为每周2~3次。

体操 2 广场舞中的颈椎操

为了颈椎健康，不要自毁式地"埋头苦干"，要学会忙里偷闲，抽空站起来，找个宽敞的地方，抬起头，远视前方，深呼吸数次，做一下头颈部的健康操。

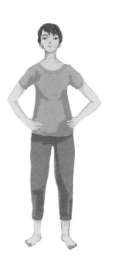

颈项争力

扫码看视频

两脚分开，与肩同宽，双手叉腰，抬头望天，然后低头看地，下颌骨贴近胸骨，上身及腰部不动，抬头时吸气，低头时呼气，呼吸自然，并逐渐加深，上下各 10 次。

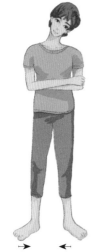

两脚分开，与肩同宽

侧头导引

扫码看视频

两脚分开，与肩同宽，两手抱在胸前，头向左（右）侧尽量做侧屈活动，侧屈时头须端正不可偏前偏后，左右各 10 次。

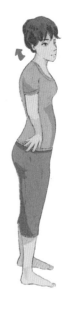

前伸探海

扫码看视频

两脚分开，与肩同宽，双手叉腰。头颈前伸并分别侧转向左（右）前下方，好像向海底窥探一样。转动时吸气，还原时呼气，左右各 10 次。

回头
望月

扫码看视频

两脚分开，与肩同宽，双手叉腰。头颈向左（右）后上方尽力转，眼看右后上方，好像向天空望月亮一样。转动时吸气，还原时呼气，左右各10次。

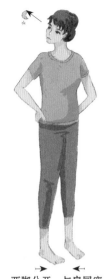

两脚分开，与肩同宽

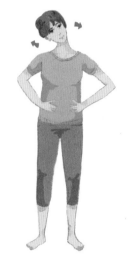

金狮
摇头

扫码看视频

两脚分开，与肩同宽，双手叉腰。头颈先向左环转1周，再向右环转1周，左右各5次。

体操3　办公室里的颈椎操

上班族长期处于静坐状态，缺乏运动，成为颈椎病的高发人群。因此建议大家利用办公室的空间，抽时间多做做颈椎操。

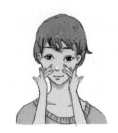

洗脸：双手轻抚面颊，两手中指贴近鼻梁旁并轻按迎香穴，向上做擦脸动作，至额前，双手向两侧分开沿耳旁按摩至颌下，并轻轻按压耳垂周围，还原至鼻旁面颊。重复上述动作，共12次。

扫码看视频

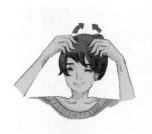

梳头：双手自然分开，自前额发际开始，至项后发际止，分3路，即正中线、中旁线、耳上线（相当于经络中督脉、足太阳经、手少阳经的循行路线）梳头，重复4次。

扫码看视频

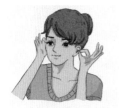

提耳：双手拇、食二指指腹挤按耳郭颈穴部位（相当于耳轮中下1/3交界处）及耳屏咽喉穴部位，各挤按3分钟。

扫码看视频

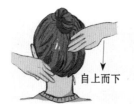

自上而下

搓颈：以手掌沿颈后发际至第7颈椎棘突，自上而下揉搓颈后部肌肉，反复12次，两手交错各搓揉1遍。

扫码看视频

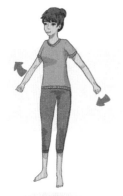

甩手：即放松整理动作。双足分开，与肩等宽，两目平视，双肩及手臂自然下垂，来回12次。

扫码看视频

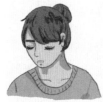

前俯后仰：挺胸，双手叉腰，先抬头后仰，同时吸气，双眼望天，停留片刻；然后缓慢向前胸部位低头，同时呼气，双眼看地。

扫码看视频

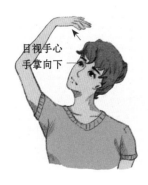

目视手心
手掌向下

举臂转身：先举右臂，手掌向下，抬头目视手心，身体慢慢转向左侧，停留片刻。在转身时，要注意脚跟转动45度，身体重心向前倾，然后身体再转向右后侧。旋转时要慢慢吸气，回转时慢慢呼气。

扫码看视频

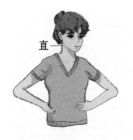

直—

左右旋转：挺胸，双手叉腰，先将头部缓慢转向左侧，同时吸气于胸，让右侧颈部伸直后，停留片刻，再缓慢转向右侧，同时呼气，让左边颈部伸直后，停留片刻。

扫码看视频

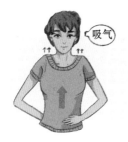

吸气

提肩缩颈：注意在缩伸颈的同时要慢慢吸气，停留时要憋气；松肩时要尽量使肩、颈部放松。反复做4次。

扫码看视频

体操要点：动作缓慢，匀称。对称性锻炼与对抗运动相结合，在最大运动幅度时，停留数秒钟，以产生阻力。

实用腰椎操，告别腰椎病

医疗体操是腰椎病康复期所进行的一种锻炼方法。它简单易行，通常有一人从旁协助便可完成，所以运用广泛。这种疗法可以帮助患者松解粘连的组织，促进局部血液循环，有利于更好地康复，同时还可以加强腰背肌力量，巩固疗效，预防复发。这里介绍的几种腰椎保健操，大家可以根据自身情况，灵活选择。

体操 1　床上腰椎操

床上运动的腰椎操主要有以下几个步骤。

1. 伸屈下肢运动。仰卧位，双下肢交替屈膝上抬，尽量贴近下腹部，各重复 10~20 次。

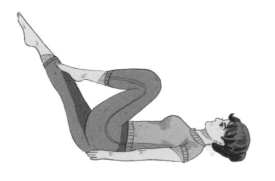

扫码看视频

2. 挺腰运动。仰卧位，屈双膝，两手握拳，屈双肘置于体侧，腰臀部尽量上抬，挺胸，缓慢进行 10~20 次。

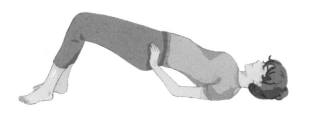

扫码看视频

3. 后伸运动。俯卧位，两臂及两腿自然伸直，双下肢交替向上尽力抬起，各重复 10~20 次。

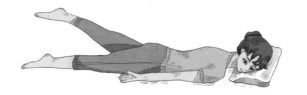

扫码看视频

4. 船形运动。俯卧位，两肘屈曲，两手交叉置于腰后，双下肢有节奏地用力向后抬起、放下，同时挺胸抬头，重复 10~20 次。

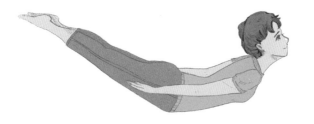

扫码看视频

5. 俯卧撑。俯卧位，两肘屈曲，两手置于胸前按床，两腿自然伸直，两肘伸直撑起，同时全身向上抬起，挺胸抬头，重复 10~20 次。

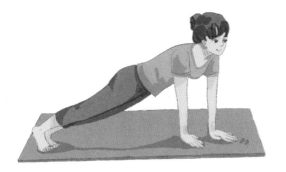

扫码看视频

体操 2　直立腰椎操

直立运动的腰椎操主要有以下几个步骤。

1. 踮脚运动。直立位，双脚并拢，脚跟有节奏地抬离地面，然后落下，如此交替进行，持续 1~2 分钟。

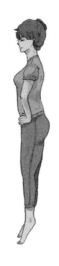

扫码看视频

2. 踢腿运动。双手叉腰后一手扶物，双下肢有节奏地交替尽力向前踢，后伸。各进行 10~20 次。

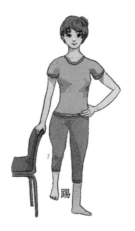

踢

扫码看视频

3. 伸展运动。双手扶物，双下肢交替后伸，脚尖着地，尽力向后伸展腰部。各进行 10~20 次。

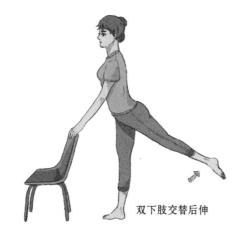

扫码看视频

双下肢交替后伸

4. 悬挂运动。两手抓住单杠或门框，两脚悬空，腰部放松或做收腹、挺腹运动，尽力坚持，但不要勉强。

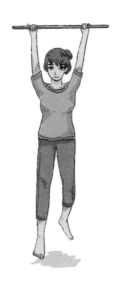

扫码看视频

医疗体操在操作过程中十分简单，但是有些动作仍然存在一定的难度，如果操作方式不正确，很有可能造成拉伤，大家应该多加注意。

体操 3 "小燕飞"腰椎操

扫码看视频

患者俯卧位，分三步练习。

1. 上肢后抬，头颈与背部用力后伸。

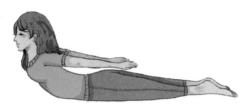

2. 下肢伸直，用力向后抬起。

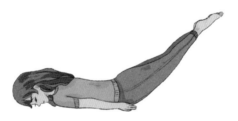

3. 将前两种动作同时进行，全身向后翘起，仅腹部接触床面呈船形。

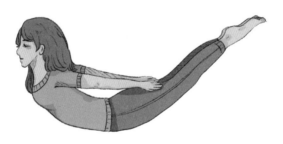

练习要点：先练习第一步，经数日熟练后再进行第二步、第三步，最后坚持第三步锻炼法。

体操 4 拱桥式腰椎操

患者仰卧位，分三步练习。

1. 五点支撑法。头部、双肘及双足支撑全身，用力将背部、骨盆和腿离开床面，腾空后伸，同时胸部上挺。

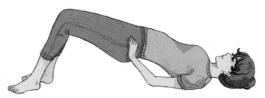

2. 三点支撑法。双上肢交叉置于胸前，头和双足支撑全身，腾空后伸。

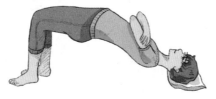

3. 拱桥式完成。双手和双足支撑全身，全身腾空后伸。

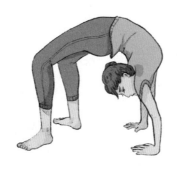

练习要点：练习时，可以只做一种支撑法，也可以全部练习，视患者具体情况而定。

体操5　腰椎加固操

加强腰背肌和腹肌的锻炼，增强腰背肌和腹肌的收缩力，可以减轻腰椎的负荷，有利于维持腰椎的稳定性，防止腰椎滑移。

🦴 腰背肌锻炼

让患者仰卧，屈曲双膝、双髋关节，两只手抱住膝盖，腰背部在床上滚动，呈摇椅状，缓缓坐起，再渐渐躺下，不能运动太快。每天锻炼 3 次，每次以出现肌肉酸胀疲劳为宜。

腰部后伸锻炼会使腰椎峡部受力加大，所以峡部裂患者做腰背肌锻炼时，应该在腹部垫一个薄枕，使腰部变平直，减少腰椎后伸，使腰椎各椎骨保持较为平行的位置，然后上身抬起做腰背肌锻炼。

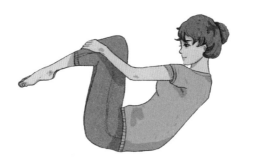

扫码看视频

🦴 腹肌锻炼

进行腹肌锻炼时，让患者仰卧，略微屈膝屈髋，再进行仰卧起坐，这样可以减少下肢伸直后，腰大肌对腰椎前凸的牵拉作用。

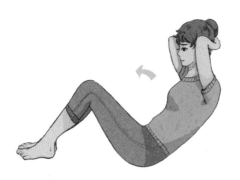

扫码看视频

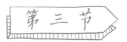

合理运动，颈腰更健康

放风筝、打羽毛球、游泳、骑山地车、太极拳、倒步走等日常运动，不仅可以促进颈腰疾病的康复，加强颈腰部肌肉的锻炼，增强其协调能力，而且有助于颈腰更强健。本节重点为大家介绍几种日常生活中的常规运动，既能娱乐身心，又可以养颈健腰。

放风筝

放风筝是老祖宗留给我们的防治颈腰病的一个"秘方"。放风筝时，人们既能享受身处自然的快乐，又能保养颈椎，促进颈椎病的康复，可谓怡情养性、康复颈椎两不误。

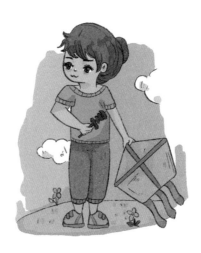

人在放风筝时需要动用手、腕、肘、臂、腰、腿等各个部位，从放飞

风筝开始，人体的各个部位就开始不停地活动。当风筝上升或倾斜时，人就需要奔跑、拉线、左右摆动手臂，这些动作都能使身体的相关部位得到充分的舒展和锻炼。且放风筝时，人受兴趣的驱使，要仰首举目，挺胸抬头，左顾右盼，仰俯有度。

经常在户外放风筝，可以保持颈椎、腰椎的肌张力，保持韧带的弹性和脊椎关节的灵活性，改善局部血液循环，增强骨质代谢，预防椎骨和韧带的退化。

温馨提示

1. 放风筝的地点应该选择宽敞的非交通场地，地面要尽可能平整，因为在放风筝的过程中人大部分时间是在倒行，所以要特别注意防止摔伤。

2. 注意观察周围是否有电线，谨防因风筝与电线接触引发触电。

3. 由于放风筝需要长时间仰头，同一个姿势要保持较长的时间，因此提醒老年人和椎动脉供血不足者在参与此项运动时尽量避免突然转头，以防脑血管突然收缩。

4. 放风筝时要掌握必要的技巧，手脑要协调配合，张弛有度，且根据自己的身体状况来调节活动时间的长短。

打羽毛球

打羽毛球为什么会对防治颈椎病有效果？这是因为，在打羽毛球的过程中，人要在场地上不停地进行脚步移动、跳跃、转体、挥拍、协调跑动，还要时刻注意球的位置，脖颈也会随着球移动的位置而转动。

经验表明，经过一段时间的羽毛球锻炼，很多颈椎病患者的手麻、眩晕等症状慢慢消失了。另外，羽毛球锻炼不仅可以让颈椎得

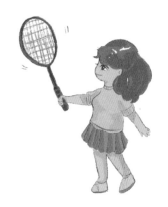

到上下左右的运动，起到舒筋活血的作用，还能提高人体自身神经系统的灵敏性和协调性，增强机体抵抗力。

温馨提示

1. 颈椎病重症患者不适宜进行这项活动，以免加重病情。

2. 对于颈椎病的预防而言，每天 2 人对打 1 次，每次半小时至 1 小时，运动量以能耐受为度，在各种击球姿势中，应保持一定量的"扣球动作"，以最大限度地活动颈椎及其周围肌群。

3. 对于治疗颈椎病而言，练习方法一样，只是时间减半。击球姿势应根据颈椎病功能障碍的程度、范围，只做不引起强烈疼痛的姿势。康复到一定程度时，才可以进行扣球练习。

游泳

游泳可以有效防治颈腰疾病，尤其适用于早期或恢复期颈腰椎病患者、项背肌筋膜炎患者。

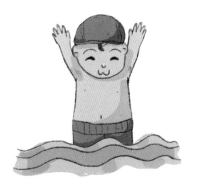

首先，游泳特别是蛙泳，进行呼气时要低头划行，吸气时头颈部要从平行于水面向后向上仰起，这样，头颈始终处于一低一仰的状态，正好符合颈椎病功能锻炼的要求，可全面活动颈椎各关节，有效促进颈部劳损肌肉和韧带的修复。而且在游泳时，上肢要用力划水，可锻炼肩关节周围和背部的相应肌群。

其次，游泳时，人体脊柱由直立状态改为水平状态，很大程度上降低了腰椎间盘所承受的压力。而且，游泳的时候需要全身肌肉协同运动，腰背部肌肉松弛交替有规律地进行，腰背肌肉力量可以得到很好的锻炼。

再次，经常游泳不但能有效防治颈腰病，同时对全身所有运动系统都有好处。人体被水的浮力托起后，全身关节几乎处于不负重的状态，而游泳时产生的波浪还会对人体肌肉起到一定的按摩作用。

温馨提示

1. 下水前的热身运动必不可少，每次热身时间不少于 10 分钟。水温应适宜，不可过凉。

2. 要注意循序渐进，不可急于求成，每次游泳的时间也不宜太长，中间应适当休息，以避免腰背部肌肉过度疲劳，腰椎病患者更应注意。

3. 腰腿痛、骨性关节炎急性发作期不宜游泳，需在恢复期才可进行，并且要在医生的指导下采取正确的游泳姿势，制定适合的运动量及运动周期。

4. 若以康复治疗为目的，游泳一般宜每周 3~4 次，每次 30~60 分钟，连续坚持 3 个月为一个锻炼周期，避免过度疲劳引起运动损伤。

5. 落枕、颈椎小关节功能紊乱患者以及颈腰病重症患者需在推拿科、骨科或运动医学科医生的指导下进行。

骑山地车

骑山地车时，由于山地车的车座和操作控制梁的角度接近垂直，在这种状态下，人们将双手握在车把上，挺直腰背，上身前倾，为了看清楚前方的路况，头就会不自觉地向上仰起，这样的姿势有助于缓解肌肉紧张，促进肌肉的血液循环，有利于预防和治疗颈腰疾病。

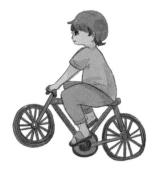

温馨提示

1. 骑山地车的场地，最好选择环境优美的平地，可以有适当的转弯。

2.骑车速度则依个人习惯而定，对于老年颈椎病患者而言，尤其要注意自身的身体状况，骑山地车的速度不宜太快。

3.颈椎病患者骑山地车时也要合理地控制运动量，每次骑车不要超过1小时，每星期2~3次为宜。

打太极拳

太极拳在我国有着悠久的历史，其动作柔缓，姿势优美，长期练习不仅可以修身养性，还能够让身体功能达到最佳状态。

那么，练太极拳究竟是如何防治颈腰疾病的？

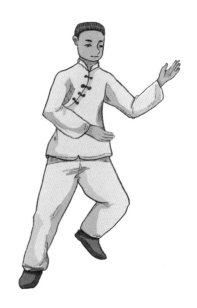

太极拳是节节贯穿的波浪式运动，它的每一个拳式都要求全身主要关节的运动形成一条龙似的连贯流畅，这样就可以加强腰背部肌肉力量的协调，恢复人体脊柱的生理曲线。

练习太极拳不但使肌肉本身的弹性得到了锻炼，并且可以加快血液循环的速度，因而能消除因血液受阻而引起的腰椎病症。

温馨提示

1.患者应在相关专业人士的指导下进行，擅自练习则可能对身体造成损伤。症状较为严重者更不可擅作主张，一定要听从医生的安排。

2.应注意动作标准，且少练压腿，因为压腿容易导致腰紧张，如果训练不当，有可能加重腰椎症状。

倒步走

目前国际上推行的一种治疗腰椎疾病的运动疗法就是倒步走。

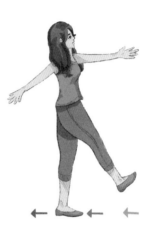

倒步走时，两腿交替向后迈步，可以增强大腿后肌群和腰背部肌群的力量，使腰部韧带的弹性以及腰椎的稳定性得以增强，促进骨骼、肌肉、韧带的功能恢复，从而使腰椎疼痛的症状减轻甚至消失。

虽然倒步走对治疗腰椎病有一定的效果，但是要注意方法和时间，否则不但没有作用，还会起到反作用。比如，倒走时，应双手叉腰，逆向行走需要目视正前方，若总是扭头看着行进方向，则容易造成脊柱旋转，反而会加重病症。

温馨提示

1. 练习时，最好每天早、晚各 1 次，每次 20~30 分钟，不能过分追求运动量。

2. 倒步走时，人体对空间的知觉能力会明显下降，容易摔倒，因此步速不宜太快。

3. 为了安全，倒步走时，最好前脚掌擦地，交替后退。

4. 可以采取结伴而行的办法，一人往前走，另一人倒步走，两人交替轮换，互帮互助。

以上介绍的几种常规运动对防治颈椎和腰椎疾病均有一定帮助。但是，任何运动对脊椎病的治疗只能起到一定的帮助作用，并不能代替专业的治疗方法。因此，颈腰病患者应根据自身情况，及时到医院接受正规治疗，切忌盲目锻炼，加重病情。

附 录

养颈护腰食疗方

治疗颈椎病和腰椎病的方法有很多，如锻炼操、药枕、牵引、推拿、理疗、服药及手术等。此外，还可配合食疗。俗话说："药补不如食补"，食疗一直受到广大患者的喜爱，不仅仅因为食疗可以把"苦口良药"变为"可口美食"，而且药食同用，相得益彰，更可以起到"食借药威，药助食性"的效果。

葛根五加粥

【原料】葛根、薏苡仁、粳米各50克，刺五加15克。

【制法】将原料洗净，葛根切碎，刺五加先煎取汁，与余料一同放入锅中，加水适量。煮沸后用慢火熬成粥。可加冰糖适量。

【功效主治】祛风，除湿，止痛。适用于风寒湿痹阻型颈椎病。

山丹桃仁粥

【原料】山楂30克，丹参15克，桃仁（去皮）6克，粳米50克。

【制法】将原料洗净，丹参先煎，去渣取汁，再放山楂、桃仁及粳米，加水适量，煮沸后用慢火熬成粥。

【功效主治】活血化瘀，通络止痛。适用于气滞血瘀型颈椎病。

木瓜陈皮粥

【原料】木瓜、陈皮、丝瓜络、川贝母各10克，粳米50克。

【制法】将原料洗净，木瓜、陈皮、丝瓜络先煎，去渣取汁，加入切碎的川贝母，加冰糖适量即可。

【功效主治】化痰，除湿，通络。适用于痰湿阻络型颈椎病。

参芪龙眼粥

【原料】党参、黄芪、桂圆肉、枸杞子各 20 克，粳米 50 克。

【制法】将原料洗净，党参、黄芪切碎先煎取汁，加水适量煮沸，加入桂圆肉、枸杞子及粳米，慢火煮成粥，加适量白糖即可。

【功效主治】补气养血。适用于气血亏虚型颈椎病。

清炖乌蛇

【原料】乌蛇 1 条，葱、姜、黄酒、清水适量。

【制法】将乌蛇去皮、内脏，洗净，切成长 5 厘米段块，入砂锅，加葱、姜、黄酒、清水。煮沸后，用慢火炖至熟透，再加盐即可。

【功效主治】祛风通络。适用于颈椎病肢体疼痛麻木者。

壮骨汤

【原料】猪骨（猪尾骨最佳）200~300 克，杜仲、枸杞子各 12 克，桂圆肉 15 克，牛膝 10 克，淮山药 30 克。

【制法】将原料洗净，猪骨斩碎，共入锅内，加水适量，武火煮沸，文火煎 40~60 分钟，加适量花生油、盐、葱、姜等配料，取汤服用。

【功效主治】补肝肾，强筋骨。适用于肝肾不足型颈椎病。

五子羊肉汤

【原料】羊肉 250 克，枸杞子、菟丝子、女贞子、五味子、桑椹子、当归、生姜各 10 克，肉桂 5 克。

【制法】将原料洗净，菟丝子、女贞子、五味子纱布包，羊肉切成片，用当归、生姜、米酒、花生油各适量，炒炙羊肉后，放入砂锅内，放入余料，加水、盐适量，煮沸后，再用慢火煎 30 分钟，取出菟丝子、女贞子、五味子纱布包，加入蜂蜜适量即成。

【功效主治】补肝肾，益气血。适用于肝肾亏虚型颈椎病，肌肉萎缩，腰膝酸软。

薏米赤豆汤

【原料】薏苡仁、赤豆各 50 克，山药 15 克，梨（去皮）200 克。

【制法】将原料洗净，共入锅中，加水适量，武火煮沸后文火煎，加冰糖适量即可。

【功效主治】化痰除湿。适用于痰湿阻络型颈椎病。

天麻炖猪脑

【原料】天麻 10 克，猪脑 1 个。

【制法】将原料洗净，天麻切碎，与猪脑一并放入炖盅内，加水、盐适量，隔水炖熟。

【功效主治】平肝养脑。适用于颈椎病症见头痛眩晕，肢体麻木不仁者。

川乌粥

【原料】川乌（生，去皮尖，为末）12 克，香米 50 克，姜汁 1 匙，蜂蜜 3 大匙。

【制法】将香米洗净，和川乌一起入锅，加适量水，用慢火熬熟，不要稠，下姜汁 1 匙，蜂蜜 3 大匙，搅匀即可。

【功效主治】空腹温热饮用，可达到祛风、散寒，通痹之功效。适用于寒湿型腰腿痛。

生姜粥

【原料】粳米 50 克，生姜 5 片，连须葱数根，米醋适量。

【制法】将生姜捣烂与米同煮，粥快熟的时候加葱、醋，佐餐服食。

【功效主治】祛风散寒。适用于寒湿型腰腿痛。

枸杞牛肉粥

【原料】牛肉丁 50 克，糯米 100 克，枸杞子 20 克。

【制法】糯米和牛肉丁一同熬制，粥煮好后放入枸杞，待最后煮好后宜温热服食。

【功效主治】滋阴补肾。适用于肝肾亏虚型腰腿疼。

茴香煨猪腰

【原料】茴香 15 克，猪腰 1 个。

【制法】将猪腰对边切开，剔去筋膜，然后与茴香一起放在加水的锅中煨熟。趁热吃猪腰，可用黄酒送服。

【功效主治】温经散寒，活血定痛。适用于肾虚导致的腰痛。

巴戟杞子炖鸡腰

【原料】巴戟天 15 克，枸杞子 15 克，鸡腰 30 克，红枣 5 枚（去核），姜汁、料酒各适量。

【制法】将鸡腰洗净，去衣膜，稍煮沸水。鸡腰用姜汁、酒爆炒后，将全部食材入炖盅内，隔水炖熟后即可。

【功效主治】补肾助阳，祛风除湿。适用于肾虚腰痛。

芝麻核桃汤

【原料】黑芝麻250克，核桃仁250克，白糖50克。

【制法】将黑芝麻拣去杂质，晒干后炒熟，与核桃仁同研为细末。然后在拌好的芝麻核桃仁末中加入白糖，拌匀后煮汤备用。

【功效主治】滋补肝肾，为延年益寿、强筋健骨之佳品。适用于肝肾不足之腰腿痛。

猪腰核桃汤

【原料】杜仲30克，核桃肉30克，猪腰子1对。

【制法】将猪腰与杜仲、核桃肉同煮熟，炖熟后蘸少许细盐，去杜仲，吃猪腰喝汤。

【功效主治】益肾助阳，强腰益气。适用于肾气不足型腰椎间盘突出症。

三七地黄瘦肉汤

【原料】生地黄30克，三七12克，大枣4颗，瘦猪肉300克，盐适量。

【制法】将三七打碎，与生地黄、大枣、瘦猪肉放入砂锅，加适量水，煮沸后改慢火，煮至瘦肉熟烂，放盐适量，做成后饮汤吃肉。

【功效主治】活血化瘀，止痛。适用于气滞血瘀型急性腰腿痛。

写在后面的话

书稿结束之际，编辑让我再写一篇后记，补充一些想说但没来得及说的内容。思忖半晌，我决定先和大家谈谈这本书背后的故事，然后再和大家说说关于"医患关系"的话题。

背后的故事

每次出完门诊疲惫地回到办公室后，我总会简单回忆门诊所遇到的问题，比如，今天看到了哪些特殊的病例，解决了哪些病患的苦痛，又将重复了千万次的"废话"说了几遍……

当然，这些"废话"是必须说的，通过"问诊"交流必须了解，诊断治疗时也必须不断叮嘱。渐渐地，我发现我看病时说的很多话实在和时下的很多"心灵鸡汤"大同小异，于是，我想，何不把每天出诊所说的话变成文字，奉献给广大患者、读者，让他们在我的文字里寻求答案，找到患病的因由、治疗的良方、康复的妙法……

中医药服务百姓，健康科普知识走进家庭，是我们一直以来追求的目标。关于这一点，我已经通过各种形式做了许多"接地气"的工作，比如：中央电视台《夕阳红》、北京卫视《养生堂》、山东卫视《养生》、湖北卫视《饮食养生汇》、贵州卫视《医生开讲》等媒体做节目，为大家答疑解惑，宣传养骨的重要性；在《人民日报》《家庭中医药》《现代中医药》等报刊、杂志上发表文章，传播中医的相关理念；还参加了各种健康科普讲座，为大家讲述中医药方面的知识。

当然，作为一名医生，作为国家中医药管理局中医药文化科普巡讲团巡讲专家，这些都是我应尽的义务。我写的这本书，是医学科普读物。一方面我想通过文字和大家聊聊人体生理状态、病理变化；另一方面，我想站在医生的角度，谈谈自己看病诊病的心路历程。

病，需要治疗，但对于骨伤科疾病，预防比治疗还重要。良好的生活习惯、正确的工作姿势、舒适的自然环境……都有益于大家的骨骼健康。我希望，中医"治未病"的理念，应该渗透到老百姓的生活中。我的书，我一直从事的医生职业，都是为着这个愿望。

医患关系和谐的重要性

我要说的医患关系，当然不是指目前十分敏感的医患矛盾的社会现状。我是想借此机会，和大家谈一谈医生与患者在对抗病魔时的合作关系，因为疾病的痊愈，特别是骨伤科疾病的治愈，一定是医疗与康复锻炼良好配合的结果。

我一直习惯记录自己每一天的点滴感受，这是我在嘈杂的门诊、紧张的手术室之外享受片刻宁静的方式。每次做记录的时候，我总能想到我的导师，著名的骨科专家尚天裕教授。尚老不但传授我们严谨的科学态度、精湛的医疗技术，还向我们传授人文理念和哲学思想，其中"医患合作"的治疗理念就是他的一大发明。这种准则贯彻到骨折等疾病的治疗当中，既是疾病治疗史上的创新，更是人性化治疗的具体体现。尚老所创立的踝关节袜套悬吊复位法、腰椎压缩骨折背伸练功复位法都是遵循这一理念，调动患者的积极性，依靠肌肉动力来治疗骨折。

我至今仍记得尚老引用著名外国学者的一句话："骨头是树苗，它的根扎在软组织中，接骨者应该像园丁，而不是泥瓦匠、木匠和铁匠。"治疗骨折要顺乎自然，合乎生理，符合生物力学，适应骨组织生长功能。这也是尚老毕生所致力的中国接骨学的精髓所在。

每当回顾骨伤科发展的历史，我的思绪总会飘很远。亿万年自然选择，骨骼的形态与功能形成了完美统一，表现在构造及其力学性质上都充分适应其功能活动。而生命在于运动，运动是生命的体现，生命依靠运动来维持。达尔文在器官使用与否的效果中谈到，身体各部位的常用和不常用对各种器官影响很大。他分别把家鸭、野鸭的翅骨和足骨进行比较，家鸭的翅骨明显轻于野鸭，而其足骨却重于野鸭。人群调查也证实，运动员及芭蕾舞演员的下肢骨质强度和皮质厚度均大于一般人。

骨骼就像一件精美的作品，让最高超的工匠望尘莫及。达尔文把其归咎于自然选择的力量，每一被选择的性状，正如它们被选择的事实所指出，都是充分地受"自然"的锻炼。可见，锻炼之于骨骼生长的重要性。于是，在骨骼疾病的预防和治疗之中，患者配合医生进行适当的康复锻炼，不仅是顺应骨骼生长规律的需要，更是救治与康复相结合的医学理念逐渐走向体系化的基础。

中医骨伤学基础理论与临床研究需要数代人的共同坚持与努力，才能再创辉煌。作为尚天裕教授的学生，作为中医骨伤学的接班人，我责无旁贷当尽自己最大的力量，不停地研究、反思、实践，为医疗事业做贡献。

最后，我要特别感谢北京市科学技术委员会，正是因为他们的大力支持，这本书才能够顺利出版。

赵勇

2023 年 2 月